呼吸系统耐药菌感染的中医药诊疗

编著 韩 健

上海交通大学出版社
SHANGHAI JIAO TONG UNIVERSITY PRESS

内容提要

本书首先对呼吸系统耐药菌感染的概念、发病机制、流行病学进行了阐述；其次介绍了呼吸系统耐药菌感染的中医基础和诊断，包括病位、病因、病机、临床表现等；然后重点对常见耐药菌感染的辨证论治进行了讲解；最后介绍了社区和医院细菌感染的预防措施。本书可为呼吸科、感染科的临床医师、实习医师，以及病原微生物研究人员、其他相关专业人员提供参考。

图书在版编目（CIP）数据

呼吸系统耐药菌感染的中医药诊疗 / 韩健编著. --

上海：上海交通大学出版社，2023.12

ISBN 978-7-313-29445-6

Ⅰ．①呼… Ⅱ．①韩… Ⅲ．①呼吸系统疾病－中医治疗法 Ⅳ．①R259.6

中国国家版本馆CIP数据核字（2023）第173362号

呼吸系统耐药菌感染的中医药诊疗
HUXI XITONG NAIYAOJUN GANRAN DE ZHONGYIYAO ZHENLIAO

编　　著：韩　健

出版发行：上海交通大学出版社　　　　地　　址：上海市番禺路951号

邮政编码：200030　　　　　　　　　　电　　话：021-64071208

印　　制：广东虎彩云印刷有限公司

开　　本：889mm×1194mm 1/32　　　经　　销：全国新华书店

字　　数：208千字　　　　　　　　　　印　　张：7.5

版　　次：2023年12月第1版　　　　　　插　　页：2

书　　号：ISBN 978-7-313-29445-6　　　印　　次：2023年12月第1次印刷

定　　价：198.00元

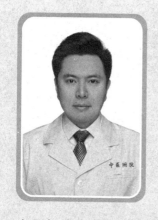

韩 健

　　男，主任医师，医学教授，北京中日友好医院国家呼吸重症中心博士后，现就职于山东省中医院呼吸与危重症医学科。出身于中医世家（四代祖传中医）齐鲁卫生与健康领军人才，山东省高层次人才，山东省新冠肺炎中医专家组成员，中国中医药研究促进会免疫分会副主任委员，山东省医学会哮喘联合委员会副主任委员，山东省健康管理协会呼吸慢病分会副主任委员，山东中医药学会疫病分会副主任委员，世界中医药联合会亚健康专业委员会常委，山东中医药学会肺系病专业委员会常委，中华中医药学会亚健康分会委员，中国针灸学会针药结合委员会委员，山东省医学会呼吸病第八届委员会委员，山东中西医结合学会科普与宣传专业委员会委员，山东省健康管理学会高血压分会委员，世界中医药联合会中药抗病毒分会理事，中国民族医药学会肺系病专业委员会理事。擅长肺结节、肺癌、哮喘、肺炎、支气管扩张、支气管炎等疾病的治疗。山东中医药大学先进工作者，山东省中医院先进工作者，山东省中医临床骨干，北京市青年技术能手，齐鲁优势专科集群骨干专家。发表SCI收录论文5篇、国家级核心期刊论文40余篇，出版专著4部，参编专著3部，获国家发明专利3项，参与国家级课题4项，主持承担省部级课题3项、市级课题2项。获山东省科技进步一等奖1项、山东省中医药科技进步一等奖1项、中华中医药学会科技进步二等奖1项、中国中西医结合学会科技进步二等奖1项、山东省科技进步三等奖1项、山东中医药科技三等奖2项、济南市科技进步三等奖1项。

前 言

Foreword

呼吸系统感染是呼吸系统疾病中的常见病。20世纪40年代以来,抗菌药物应用于临床,医疗、护理水平显著提高,呼吸系统感染的死亡率明显降低。但是,随着抗菌药物的过度使用,细菌发生变异,出现了耐药性,人们将这种细菌称为耐药菌。目前,耐药菌已经逐渐成为呼吸系统感染的重要病原菌。呼吸系统耐药菌感染患者往往病情复杂,治愈困难,需要用较高级的抗菌药物进行治疗,且此类患者免疫力低下,容易被细菌定植。这不但给临床诊断、治疗带来了极大困难,严重影响了患者安全和健康,而且加重了患者和社会的经济负担。

中医学有着数千年的悠久历史,是中华民族在长期医疗实践和生活实践中积累而成的。对于呼吸系统耐药菌感染,中医学在治疗耐药菌疾病的基础上,针对易患人群的特点,结合其病情发展过程中症候,逐渐总结出一套诊治方法。因此,为了帮助临床医师更好地了解中医学对呼吸系统耐药菌感染的诊治方法,以便更好地为患者服务,特编写

1

了《呼吸系统耐药菌感染的中医药诊疗》一书。

本书首先对呼吸系统耐药菌感染的概念、发病机制、流行病学进行了阐述；其次介绍了呼吸系统耐药菌感染的中医基础及诊断，内容包括呼吸系统耐药菌感染的病位、病因、病机、临床表现、病原学诊断、辨证要点等；然后重点对常见耐药菌感染的辨证论治进行了讲解；最后介绍了社区和医院细菌感染的预防措施。本书内容翔实、条理清晰、特点鲜明，集科学性与实用性于一体，可为呼吸科、感染科的临床医师、实习医师，以及病原微生物研究人员、其他相关专业人员提供参考。

本书虽力求成为一本全面阐述呼吸系统耐药菌感染相关知识的临床参考用书，但随着新的抗菌药物应用于临床，耐药菌不断变异，其诊治方法也在不断更新，书中难免存在疏漏之处。恳请广大读者不吝赐教，提出宝贵意见。

韩 健

山东省中医院

2023 年 7 月

目 录
Contents

第一章

呼吸系统耐药菌感染概述

第一节　呼吸系统耐药菌感染的概念

一、细菌感染

(一)细菌感染的定义

细菌在宿主机体内生长繁殖,与宿主相互作用,导致不同程度的病理损害过程,称为细菌感染。能引起宿主细菌感染的细菌称为致病菌或病原菌。

(二)细菌感染的分类

1.根据细菌感染的来源分类

按细菌感染的来源分为外源性细菌感染和内源性细菌感染。

(1)外源性细菌感染:是指细菌来源于宿主体外,主要传染源有以下几种。①患者:患者在疾病潜伏期一直到病后一段恢复期内都可作为传染源。②带菌者:无临床症状,但体内带有某种致病菌并不断排出体外传染健康人群的,称为健康带菌者;有些患者恢复后可在一定时间内继续排菌,称为恢复期带菌者。带菌者因无症状,易被忽视,因此是重要的传染源,其危害性超过患者。③病畜和带菌动物:有些细菌是人畜共患病的致病菌,因而病畜或带菌动物的致病菌也可传播给人类。

(2)内源性细菌感染:引起细菌感染的细菌来自体内,多为条件致病菌或为曾经细菌感染而潜伏在体内的致病菌。多因滥用抗菌药物造成菌群失调或各种原因造成机体免疫力降低所致,因此具有条件依赖性。

2.根据细菌感染传播的方式和途径分类

按细菌感染传播的方式和途径分为以下几种。

(1)呼吸系统细菌感染:通过吸入含有致病菌的飞沫或尘埃等经呼吸道引起细菌感染,如肺结核、白喉、百日咳等。

(2)消化系统细菌感染:粪-口途径,即摄入被粪便污染的饮水食物所致,如伤寒、细菌性痢疾、霍乱、食物中毒等胃肠道传染病。水、手指和苍蝇等昆虫是消化系统细菌感染的重要媒介。

(3)创伤伤口细菌感染:皮肤黏膜的细小破损可引起各种化脓菌如葡萄球菌等细菌直接或间接感染。深部创伤混有泥土有可能引起破伤风梭菌等厌氧菌感染。

(4)性接触细菌感染:通过人类自身的性行为而导致细菌感染如淋病奈瑟菌、梅毒螺旋体等。

(5)节肢动物叮咬细菌感染:有些细菌感染是通过吸血昆虫传播的。

(6)多途径细菌感染:结核分枝杆菌、炭疽杆菌等致病菌可经呼吸系统、消化系统、皮肤创伤等多种途径引起感染。

3.根据细菌感染的类型分类

(1)隐性细菌感染:当机体抗细菌感染免疫力较强或侵入的病原菌数量不多、毒力较弱,细菌感染后对机体损害较轻,不出现或出现不明显的临床症状时称隐性细菌感染。隐性细菌感染后,机体常可获得特异性免疫力,也可携带病原体而成为重要的传染源。

(2)显性细菌感染:当机体抗细菌感染的免疫力较弱,或侵入的致病菌数量多、毒力强,导致机体组织细胞受到不同程度的损害,发生病理改变,并出现临床表现时称:显性细菌感染。如果显性细菌感染由外源性致病菌引起并可传给他人则称传染病。显性细菌感染按病情缓急不同可分为急性细菌感染和慢性细菌感染,按感染的部位不同可分为局部感染和全身感染。

局部感染是指致病菌侵入机体后,局限在一定部位生长繁殖并引起病变,如化脓性球菌所致的疖、疮等。全身感染多由胞外菌感染引起,致病菌或其毒性代谢产物向全身扩散引起全身性症状的一种感染类型。临床上常见的有下列几种情况。①毒血症:病原菌在入侵的局部组织生长繁殖,细菌不侵入血流,但其产生的外毒素进入血流,引起了特殊的临床症状。如白喉、破伤风等。②菌血症:病原菌由局部侵入血流,但不在血流中生长繁殖,只是短暂地通过血液循环到达体内适宜部位后再进行繁殖而致病。例如伤寒早期的菌血症。③败血症:病原菌侵入血流,并在其中生长繁殖,产生毒素,引起严重的全身中毒症状,如发热、白细胞计数增多、皮肤和黏膜瘀斑、肝脾大等,称为败血症。如鼠疫耶尔森菌、炭疽杆菌等可引起败血。④脓毒血症:指化脓性细菌侵入血流后,细菌在其中大量繁殖,并随血流播散至全身多种器官,引起新的化脓病灶。如金黄色葡萄球菌引起的脓毒血症,常导致多发性肝脓肿、肾脓肿等。

(三)细菌感染的常规治疗

1.抗菌药物治疗原则

对怀疑有细菌感染的患者,在细菌培养和药物敏感试验未出结果前,可根据感染部位、临床表现等综合判断,首先给予经验用药;待细菌培养和药物敏感试验出结果后,则依据细菌培养和药物敏感试验结果给予目标性选择应用抗菌药物,并且在治疗过程中根据病情需要及时调整用药,达到科学施治、有效治疗。

2.抗菌药物种类

细菌感染的治疗主要采用具有抑菌或杀菌活性的抗菌药物,包括抗生素和人工合成的磺胺类、喹诺酮等化学药物。按化学结构不同分为青霉素类、头孢菌素类、氨基糖苷类、大环内酯类、林可霉素类、喹诺酮类、四环素类、磺胺类等。

(1)青霉素类:包括青霉素G、阿莫西林、氨苄西林等。适用于呼吸系统、皮肤软组织、泌尿生殖道细菌感染等,其优点为杀菌作用强,毒副作用小,孕妇及儿童使用较安全,不影响肝功能。主要不良反应为过敏性皮炎、血清病、皮疹、接触性皮炎等变态反应,严重肾功能损害者慎用。

（2）头孢菌素类：包括如头孢噻吩、头孢唑啉、头孢氨苄、头孢拉定、头孢孟多、头孢呋辛、头孢噻肟等。优点为抗菌谱广、抗菌作用强、毒性低、变态反应较青霉素少，但价格较昂贵，可能发生青霉素交叉变态反应，有青霉素过敏史者慎用。应用第三、四代头孢菌素易发生菌群失调，引起二重细菌感染。

（3）氨基糖苷类：包括链霉素、庆大霉素、卡那霉素，以及人工半合成的妥布霉素、阿米卡星等。适用于下呼吸道、泌尿道、肠道细菌感染等，对革兰阴性杆菌有良好的杀灭作用，主要不良反应有变态反应、耳毒性、肾毒性和神经毒性。对本类药物过敏者禁用，肾功能不全、老年人、孕妇慎用。

（4）大环内酯类：包括红霉素、阿奇霉素、克拉霉素和罗红霉素等。适用于呼吸道、皮肤软组织细菌感染，特别适用于支原体、衣原体、军团菌、幽门螺杆菌感染，对青霉素过敏者可选用此类抗菌药物，主要不良反应有胃肠道反应及肝功能异常。

（5）林可霉素类：包括林可霉素、氯林可霉素及克林霉素等。适用于厌氧菌所致的各种细菌感染和呼吸系统细菌感染，不良反应有腹泻或假膜性肠炎等。

（6）喹诺酮类：包括诺氟沙星、环丙沙星等。抗菌谱广、抗菌作用强。诺氟沙星主要用于肠道与尿路细菌感染；依诺沙星和培福沙星可治疗全身细菌感染，包括呼吸系统、皮肤软组织、胃肠道、胆道、妇科感染等。主要不良反应有头痛、头晕、呕吐、腹泻、皮疹等。儿童、孕妇、哺乳期妇女、肾功能不全者慎用。

（7）四环素类：包括四环素、土霉素、多西环素和米诺环素等。由于耐药菌株日益增多和药物的不良反应严重，目前一般不做首选用药。

（8）磺胺类：包括磺胺二甲嘧啶、磺胺异恶唑、磺胺甲氧嘧啶、磺胺二甲氧嘧啶等。不良反应主要有泌尿系统损害、变态反应、血液系统反应、神经系统反应等，由于不良反应突出，临床应用明显受限。但是对流行病脑膜炎、鼠疫等感染性疾病疗效显著。

二、耐药性

(一)耐药性定义

耐药性又称抗药性,是指在抗菌类药物长期和反复应用过程中,病原体与药物反复接触后,对该药的敏感性降低甚至消失,使抗菌药物的治疗效果降低,甚至无效。病原体如果对 3 类及 3 类以上抗菌药物敏感性降低甚至消失,就称这种性质为多重耐药性。一般来说,病原体在抗菌药物上市后不到 10 年就会开始产生耐药性,随着近年来抗菌药物的广泛使用、器官移植及免疫抑制剂的应用和有创技术的开展,细菌耐药性不断增强并广泛流行。

(二)耐药性分类

1.按耐药性遗传角度分类

耐药性可分为可遗传的耐药性和不可遗传的耐药性。

(1)可遗传的耐药性:可遗传耐药菌包括组成型和诱导型,其耐药机制往往直接与抗菌药物及其作用靶位有关。

(2)不可遗传的耐药性:即由环境引起(环境依赖型)的对抗菌药物产生非遗传性的耐药菌,通常被称为持留菌,即非传统意义上的抗性,而是持留性。但无论是抗性还是持留性,其对抗菌药物都表现出一定程度的耐受,即宏观上都表现为耐药。持留菌是目前临床上细菌感染治疗失败的主要原因。

2.按耐药性获得方式分类

耐药性可分为天然耐药性和获得性耐药。

(1)天然耐药性:又称固有耐药性,耐药性的获得可由突变而来,由染色体决定并选择垂直传递给子代。在菌群中对任何一种特别基因而言,自发突变率低,且突变细菌的致病力、繁殖力均低,这种基于染色体突变产生的耐药性在临床耐药菌中占次要地位。

(2)获得性耐药:当细菌接触抗菌药物后,通过改变自身的代谢途径,从而避免被药物抑制或杀灭,被改变的代谢途径可由质粒遗传给下一代。质粒是一种密闭环状双股超螺旋结构的 DNA,是染色体外具有遗传功能的基因成分,存在于胞质内,可不依赖染色体而进行质粒DNA复制。质粒带有各种基因,耐药基因也包括在内,带有耐药基因的质粒称为耐药性质粒。临床上常见的耐药性通常由质粒介导。耐细菌的获得性耐药可由质粒将基因转移至染色体垂直相传,成为固有耐药性;也可因不再接触抗菌药物而自行消失。此外,还存在一种特殊的获得性耐药现象,即从未接触过某种抗菌药物的细菌,因被其他抗菌药物耐药菌赋予耐药性而产生获得性耐药,称为交叉耐药,此种耐药性易于传播且十分常见。

三、耐药菌感染

(一)耐药菌定义

对药物产生耐药性的病原菌被称为耐药菌。如果病原菌对3类或3类以上抗菌药物产生耐药性,就称为多重耐药菌。这类菌株已经在主要的革兰阳性和革兰阴性菌中出现。

多重耐药菌可表现出泛耐药性和全耐药性。泛耐药性细菌是指对包括第三代头孢菌素、第四代头孢菌素、β-内酰胺酶抑制剂复合剂、碳青霉烯类、喹诺酮类和氨基糖苷类在内的常用抗菌药物几乎全部耐药的细菌,包括假单胞菌属、不动杆菌属等。全耐药性细菌是指对原敏感的现有所有代表性抗菌药物均不敏感的细菌。

(二)常见耐药菌

1.革兰阳性菌

常见革兰阳性耐药菌包括耐甲氧西林的金黄色葡萄球菌、耐甲氧西林的凝固酶阴性葡萄球菌、青霉素耐药肺炎链球菌、红霉素耐药肺炎链球菌、万古霉素耐药粪肠球菌及万古霉素耐药屎肠球菌等。

2.革兰阴性菌

常见革兰阴性耐药菌包括头孢噻肟或头孢曲松耐药大肠埃希菌、碳青霉烯类耐药大肠埃希菌、喹诺酮类耐药大肠埃希菌、头孢噻肟或头孢曲松耐药肺炎克雷伯菌、碳青霉烯类耐药肺炎克雷伯菌、碳青霉烯类耐药铜绿假单胞菌、碳青霉烯类耐药鲍曼不动杆菌等。

四、呼吸系统耐药菌感染

(一)定义

呼吸系统耐药菌感染根据细菌传播方式属于呼吸系统细菌感染,根据细菌来源分类一般为外源性细菌感染,根据细菌感染的类型分类属于显性感染。呼吸系统耐药菌感染虽一开始为局部感染,主要发病于呼吸系统,但如果控制不良,可发展为全身感染。

(二)主要危险因素

1.免疫功能低下

患者病情危重、住院时间长等,使其成为院内耐药菌感染的高发人群,而且感染菌株常为多重耐药菌株。常用抗菌药物有 β-内酰胺类、氨基糖苷类、喹诺酮类、大环内酯类、四环素类等。多重耐药菌是引起多系统器官衰竭及死亡率增高的主要因素。

2.大量使用广谱抗菌药物

大量使用广谱抗菌药物,尤其是联合用药及糖皮质激素等免疫抑制剂的应用,使机体抵抗力下降,导致内源性细菌感染和多重耐药菌株的产生。

3.呼吸机、气管插管

使用呼吸机辅助通气的患者往往处于昏迷或镇痛镇静状态,咳嗽反射减弱,免疫力低下,病原体更容易到达下呼吸道并诱发细菌感染。因此,下呼吸道细菌感染最为常见。

4.院内交叉感染

医院是储存细菌的场所,因为长期住院的重症患者有不少细菌感染或传染菌属。最易成为细菌感染媒介者是医院的医生、护士、工作人员。医护人员的"带菌手"是引起院内细菌感染接触传播的重要因素。

(三)临床表现

呼吸系统耐药菌患者临床表现主要为咳嗽、咳痰、喘息、气短懒言、发热、汗出、神疲乏力、神志异常、纳呆、口渴、便秘等。其中,咳痰最为突出,以黄痰最为常见,痰的性状以黏稠或拉丝样痰为主,痰量少,难以咯出为其特征。舌质以暗红最常见,舌苔以少苔或无苔、苔黄腻最常见。呼吸系统耐药菌患者的脉象以细、弦、滑、数最常见。呼吸系统耐药菌易感人群主要集中在年老、体虚患者,多有慢性呼吸系统疾病病史。

(四)诊断

呼吸系统耐药菌感染诊断主要依据病原学检查。

(五)一般治疗

1.相关致病因素治疗

如导管相关的呼吸系统感染及手术部位存在无效腔或异物造成的感染,不去除致病因素而单纯靠应用抗菌药物是很难将感染控制住的。因此,如果存在这些因素,应首先解决致病因素问题,包括去除致病因素和有效管控相关致病因素(如加强手术感染部位引流换药、加强气管套管清洁护理等)。

2.增强抗病能力

注重增强患者整体抗病能力,包括患者的思想情绪方面、经济方面、营养方面、其他疾病影响方面、免疫力方面,以及对疾病诊断治疗的配合方面等。

3.加强辅助治疗及护理

呼吸系统耐药菌感染患者有痰咳不出会直接影响治疗效果因此祛痰药物、鼓励患者半卧位或适当活动、定时给予叩背协助排痰等是不可或缺的治疗手段。

4.抗菌药物治疗

对怀疑有耐药菌感染的患者,在细菌培养和药物敏感试验未出结果前,可根据感染部位、医院感染或社区感染、本院及本科室耐药菌耐药情况等综合判断,首先给予经验用药;待细菌培养和药物敏感试验出结果后,则依据细菌培养和药物敏感试验结果给予目标性选择应用抗菌药物,并且在治疗过程中根据病情需要及时调整用药,达到科学施治、有效治疗的目的。

5.中医治疗

近年来,临床关于中药治疗耐药菌的研究逐步增多,治疗方法逐步优化且呈现多样性趋势,通过辨证对患者进行治疗,在清热基础上,透邪外出,在临床上收到了良好的效果。

(六)预后

呼吸系统耐药菌感染经过综合治疗一般可好转,但随着细菌耐药性的增强和不断流行,临床上对一部分呼吸系统耐药菌感染出现了束手无策的情况,导致引发全身感染,患者因此死亡。

在这种情况下,中医治疗成为治疗呼吸系统耐药菌感染的另一选择,医师通过对患者症状进行辨症,不仅在细菌培养和药物敏感试验未出结果前就可以进行治疗从而控制感染范围,而且也一般不会增强患者细菌耐药性的程度,有利于患者预后。

第二节 呼吸系统耐药菌感染的发病机制

一、呼吸系统耐药菌感染的发病过程

呼吸系统耐药菌的感染大致分为四部分,分别为细菌耐药性的产生,耐药菌传播,耐药菌种植及耐药菌感染。在此过程中,人体自我免疫也在发挥着作用,包括非特异性免疫和特异性免疫 2 种,来抵抗耐药菌入侵。呼吸系统耐药菌感染是两者互搏的结果。

二、呼吸系统耐药菌感染机制

(一)细菌产生耐药性

细菌可通过多种方式抵制抗菌药物的作用,这与抗菌药物灭活酶的产生、抗菌药物作用靶位的改变、细菌外膜通透性的改变、主动流出系统的改变及代谢途径的改变等有关。这些耐药机制相互作用决定细菌的耐药水平,而高水平的耐药常常是多种耐药机制的综合作用(图 1-1)。

1.产生灭活抗菌药物的各种酶

细菌产生对抗菌药物灭活的酶是耐药性产生的最重要的机制

之一,可使得抗菌药物在与细菌作用之前即被酶破坏而失去抗菌作用。灭活酶有两种:一种是水解酶,如β-内酰胺酶,能使药物分子水解,从而使其失去抗菌活性;另外一种是钝化酶,如氨基糖苷修饰酶和氯霉素乙酰化酶,可催化某些基团与抗菌药物的-OH或-NH$_2$结合,使其不易与核糖体靶位结合而失去药物作用。

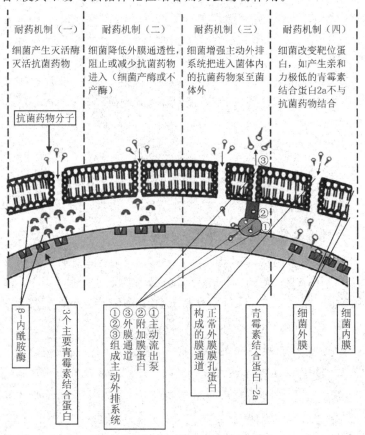

图 1-1 细菌耐药机制

(1)β-内酰胺酶:β-内酰胺类抗菌药物都共同具有一个核心 β-内酰胺环,其基本作用机制是与细菌的青霉素结合蛋白结合,从而抑制细菌细胞壁的合成。产生 β-内酰胺酶是细菌对 β-内酰胺类抗菌药物产生耐药的主要原因。细菌产生的 β-内酰胺酶,可借助其分子中的丝氨酸活性位点,与 β-内酰胺环结合并打开 β-内酰胺环,导致药物失活。

(2)氨基糖苷修饰酶:这是氨基糖苷类抗菌药物最常见和最重要的机制,修饰酶能使氨基糖苷类抗菌药物不能与核糖体靶位作用,从而失去抗菌活性。修饰酶主要包括乙酰转移酶、磷酸转移酶和核苷转移酶。3 类氨基糖修饰酶的作用机制各不相同:①乙酰基转移酶修饰依赖于乙酰辅酶 A 的 N－乙酰化,使游离氨基乙化;②磷酸转移酶修饰依赖于 ATP 的 O－磷酸化,使游离羟基磷酸化;③核苷酸转移酶修饰依赖于 ATP 的腺苷化,使游离羟基核苷化。

(3)氯霉素乙酰化酶:该酶是基转移酶,存在于葡萄球菌、D 组链球菌、肺炎链球菌、肠杆菌属和奈瑟菌中,其编码基因可以定位在染色体上,也可以定位在质粒上,可使氯霉素分子乙酰化而失去抗菌活性。该酶除了能乙酰化氯霉素外,对具有羟基的不同结构的化合物都具有乙酰化作用。

2.改变药物作用靶位

药物作用靶位是抗菌药物与细菌结合并发挥抗菌作用的位点。靶位结构、数量或亲和力的改变均可组织药物的结合作用,使得抗菌药物失效或活性减弱,而导致细菌对药物耐药。

(1)细菌改变了细胞内膜上与抗菌药物结合部位的靶蛋白,降低了与抗菌药物的亲和力,使抗菌药物不能与其结合,导致耐药性的出现,如耐青霉素肺炎链球菌的耐药是由于肺炎链球菌的青霉素结合蛋白发生改变,使其与青霉素的亲和力减低。肺炎链球菌有 6 种青霉素结合蛋白,分别为 1a、1b、2x、2a、2b 和 3,其中青霉素结合蛋白 2b 最为重要,如果青霉素结合到青霉素结合蛋白 2b 上并使之抑制即导致细菌溶解和死亡;反之,青霉素结合蛋白 2b 发生突变,青霉素不能产生作用,则导致耐青霉素肺炎链球菌。

(2)细菌产生一种新的对抗菌药物亲和力低的耐药靶蛋白来取代原有的靶蛋白,使抗菌药物不能与新的靶蛋白结合,产生耐药性,如耐甲氧西林金黄色葡萄球菌的耐药分为天然耐药和获得性耐药。

天然耐药由染色体介导,其耐药性的产生是因为细菌产生一种特殊的青霉素结合蛋白 2a,分子量为 78 000 的蛋白质,与 β-内酰胺类抗菌药物的亲和力减低,从而导致细菌对 β-内酰胺类抗菌药物耐药。获得性耐药由质粒介导,细菌获得耐药基因后,产生大量 β-内酰胺酶(而不是青霉素结合蛋白),使耐酶青霉素缓慢失活,表现出耐药性,多为临界耐药。耐甲氧西林金黄色葡萄球菌感染的治疗是临床十分棘手的难题之一,关键是其对许多抗菌药物具有多重耐药性。

(3)细菌合成靶蛋白数量增加,即使药物存在时仍有足够量的靶蛋白可以维持细菌的正常功能和形态,从而对抗菌药物产生耐药,如多数细菌对磺胺类抗菌药物耐药。肠球菌对 β-内酰胺类的耐药性则是产生 β-内酰胺酶又增加青霉素结合蛋白的量,同时降低青霉素结合蛋白与抗菌药物的亲和力,形成多重耐药机制。

(4)细菌通过 DNA 拓扑异构酶的改变,使得喹诺酮类抗菌药物不能与相应靶位结合,而引起耐药喹诺酮类药物的作用机制主要是通过抑制 DNA 拓扑异构酶而抑制 DNA 的合成,从而发挥抑菌和杀菌作用。细菌 DNA 拓扑异构酶有 Ⅰ、Ⅱ、Ⅲ、Ⅳ,喹诺酮类药物的主要作用靶位是拓扑异构酶Ⅱ和拓扑异构酶Ⅳ。拓扑异构酶Ⅱ又称 DNA 促旋酶,参与 DNA 超螺旋的形成,拓扑异构酶Ⅳ则参与细菌子代染色质分配到子代细菌中。革兰阴性菌中 DNA 促旋酶是喹诺酮类的第一靶位,而革兰阳性菌中拓扑异构酶Ⅳ是第一靶位。当编码组成 DNA 促旋酶的 A 亚单位和 B 亚单位及组成拓扑异构酶Ⅳ的 parC 和 parE 亚单位中任一亚基的基因发生突变均可引起喹诺酮类的耐药性,且拓扑异构酶Ⅰ上存在 2 个突变点,它们引起对喹诺酮类的耐药远远大于只有一个突变点,前者是后者的 3～4 倍。DNA 拓扑异构酶的改变是细菌耐喹诺酮类抗菌药物的主要机制,其他耐喹诺酮类的机制还包括细菌膜通透性改变和主动外排机制等。

3.细胞膜渗透屏障

细菌可以通过细胞壁的障碍或细胞膜通透性的改变,形成一道有效屏障,使得抗菌药物无法进入细胞内并达到作用靶位而发挥抗菌效能,这也是细菌在进化与繁殖过程中形成的一种防卫机制。这类耐药机制是非特异性的,主要见于革兰阴性菌。因为革兰阴性菌细胞壁黏肽层外面存在着类脂双层组成的外膜,外层为脂多糖,由紧密排列的碳氮分子组成,阻碍了疏水性抗菌药物进入菌体内。

细菌外膜上还存在着多种孔蛋白,分子较大者为 OmpF,分子较小者为 OmpC,它们可形成特异性通道和非特异性的通道,作为营养物质和亲水性抗菌药物的通道。抗菌药物分子越大,所带负电荷越多,疏水性越强,则不易通过细菌外膜。细菌发生突变失去某种特异孔蛋白后即可导致细菌耐药性。另外由于外膜蛋白 OprF 的缺失,使药物不易通过而产生耐药性。如铜绿假单胞菌特异性孔蛋白 $OprD_2$ 缺失即导致碳青霉烯类抗菌药物耐药。

4.影响主动流出系统

某些细菌能将进入菌体的药物泵出体外,这种泵因需要能量,故称主动流出系统。抗菌药物被细菌主动排出产生耐药性的现象,最早是在 1980 年对四环素耐药菌株的研究中发现的。由于几乎所有的抗菌药物都有其相应的主动流出系统,且一种病原菌可同时存在多种外排泵这种主动流出系统的存在可使大肠埃希菌、金黄色葡萄球菌、表皮葡萄球菌、铜绿假单胞药、空肠弯曲杆菌对四环素类、喹诺酮类、大环内酯类、氯霉素类、β-内酰胺类产生多重耐药。如大肠埃希菌中的多药外排泵系统可以导致细菌对包括四环素、氯霉素、红霉素、β-内酰胺类、利福平、喹诺酮类、氧化剂、有机溶剂、碱性染料等多种结构不相关的药物耐药。铜绿假单胞菌的主动外排作用也是导致铜绿假单胞菌固有的多重耐药性的重要因素之一。

细菌的流出系统由蛋白质组成,主要为膜蛋白,这些蛋白质来源的家族已被确定。其中,革兰阴性菌中的 RND 家族与临床关系最为密切。流出系统由 3 个蛋白组成,即内膜外排泵、膜融合蛋白和外膜蛋白,三者缺一不可,又称三联外排系统。

5.改变代谢途径

细菌通过改变自身代谢途径而产生耐药性。典型的例子是对磺胺类耐药的细菌,自身可产生与磺胺竞争二氨蝶酸合成酶的底物对氨基苯甲酸,或通过其他途径直接利用叶酸合成二氢叶酸。

以上只是一些常见病原菌的耐药问题,这些耐药现象并非是孤立存在的,临床上可能会遇到多种耐药菌或多种耐药机制并存的复杂感染问题。另外在临床实践中,随着感染病原菌的变化和变迁,新的细菌耐药问题也会不断涌现,如社区获得性感染中耐氨苄西林的流感嗜血杆菌的上升,院内感染中逐年增多的真菌耐药问题都有待进一步探讨。

(二)耐药菌传播

耐药菌可能来自内源性菌群(存在于呼吸道条件病原体)或外源性菌群(由环境宿主或其他人传播的病原体),当患者抵抗力下降,或免疫功能受损,或应用抗菌药物等因素时,宿主对致病菌群易感性增加,从而引发呼吸道感染。内源性定植(感染)则以接触感染为主,尤其是以医院工作人员的手为主要传播媒介,其次为各种侵入性操作。

传播途径主要有以下几种。

1.接触传播

接触传播是多重耐药菌最主要的传播途径,可分为以下两种。

(1)直接接触传播:是指易感者与传染源(如含病原体的体液或分泌物)直接接触面致感染,不需要借助传播因素。

(2)间接接触传播:是指病原体通过污染医护人员手或病房内物品(如床单、食具、便器等)进行传播,医院内医护人员手及病房内物品的污染率很高,常常发生的导尿管感染、手术切开感染、新生儿皮肤感染等,手都是最重要的传播媒介。

2.空气传播

空气传播指带有病原微生物的微粒子($\leqslant 5~\mu m$)以空气为媒介,远距离($>1~m$)随气流流动而导致的疾病传播。

3.飞沫传播

飞沫传播指带有病原微生物的飞沫核($>5~\mu m$)在空气中短距离(1 m 内)移动到易感人群的口、鼻黏膜或眼结膜等导致的传播。

（1）飞沫核传播：感染源排出的飞沫在降落前，表层水分蒸发，形成含有病原微生物的飞沫核，能长时间地游动，长距离传播。

（2）菌尘传播：物体表面的传染性物质干燥后形成带菌尘埃，通过降落在伤口上或被吸入呼吸道，引起直接或间接传播。

4.生物媒介传播

生物媒介传播主要是指通过节肢动物（蚊、跳蚤等）引起的传播，但目前节肢动物介导的医院感染尚无明确报道。

5.共同媒介传播

共同媒介传播是指医院内的共用物品被病原微生物污染所引起的传播。其中各种侵入性诊疗器械和设备，如呼吸机、麻醉剂、雾化吸入器及各种导管、插管等，因结构复杂或管道细长，无法高温高压消毒，管道内的污染物（血液、黏液等）不易清除，常规化学方法达不到灭菌要求，并且在使用过程中，常被各种用液污染，如冲洗液、雾化液、透析用液、器械浸泡液等，容易导致医院感染的传播。

（三）耐药菌种植

细菌的定植是指细菌在人体与外界相通的部位，如消化道、呼吸道、泌尿生殖道等处的黏膜表面持续存在并生长，但未引起宿主反应或发生不良损害，显微镜下可见细菌黏附在细胞上或在滞留的黏液分泌物中生长。细菌定植可以视为微生物和宿主之间建立长期持续的共生关系或无害关系的最后一步。如金黄色葡萄球菌既可无症状定植，又可导致严重感染；即使院内感染暴发流行，也不是所有患者都发生耐甲氧西林金黄色葡萄球菌定植。而耐甲氧西林金黄色葡萄球菌一旦发生定植，定植时间可长达3个月至3年，肠球菌可达6个月以上。

（四）耐药菌感染

病原菌致病的性能称为致病性或病原性，致病菌致病性的强弱程度称为毒力，不同种细菌的毒力不同，细菌的毒力常用半数致死量或半数细菌感染量表示。半数致死量或半数细菌感染量是指在规定时间内，通过指定的细菌感染途径，能使一定体重或年龄的某种动物半数死亡或细菌感染需要的最小细菌数或毒素量。

致病菌的致病性与细菌的毒力、侵入的数量、侵入的部位及机体的免疫力等有密切关系。细菌感染则指细菌在体内或局部组织大量生长繁殖,其毒素或代谢产物等引起机体受损,出现局部或全身感染症状。当局部出现足量的条件菌,且具有一定的黏附能力和适宜的生存环境时,即发生细菌定植。定植细菌的毒力、侵入的数量及机体的免疫力等进一步决定了定植是否会发展为感染及宿主是否会发病。

1.细菌的毒力

细菌的毒力是细菌致病的物质基础,主要包括侵袭力和毒素。侵袭力是致病菌能突破宿主皮肤黏膜防御屏障,进入机体并在体内定植、繁殖和扩散的能力。毒素是细菌在生长繁殖过程中合成的一些大分子毒性物质,可造成宿主组织损伤或生理功能紊乱。

(1)侵袭力主要包括荚膜、黏附素、侵袭性物质和生物被膜等。

荚膜:细菌表面的荚膜和荚膜类物质具有抵抗吞噬细胞的吞和阻碍体液中杀菌物质如补体和抗体等的作用,使致病菌能在宿主体内大量繁殖而引起病变。例如肺炎链球菌和炭疽杆菌因有荚膜的存在而使其致病性明显增强。链球菌的 M-蛋白、伤寒沙门菌的抗原、大肠埃希菌的 K 抗原等均属微荚膜,也有类似致病作用。

黏附素:细菌黏附于宿主体表或黏膜上皮细胞是引起感染的首要条件。具有黏附作用的细菌结构称为黏附素或黏附因子,分两类:一类是菌毛黏附素,主要存在于革兰阴性菌;另一类是非菌毛黏附素,是菌体表面的毛发样物质,主要存在于革兰阳性菌菌体表面,如金黄色葡萄球菌的膜磷壁酸、链球菌表面的黏附蛋白等。菌毛的黏附作用具有选择性,这种选择性黏附是由宿主易感细胞表面相应受体决定的,此类受体多为糖类成分。当黏附素作为配体与宿主细胞表面相应受体结合后,配体与受体分子发生构象变化,从而通过信号分子分别传递给细菌和宿主细胞,引起双方生理生化的变化。

侵袭性物质:有些毒力强及具有侵袭性的细菌具有侵袭基因。细菌黏附后,此类基因被激活编码产生侵袭素并表达于细菌表面,介导细菌侵入细胞(主要为黏膜上皮细胞)或促进细菌扩散如 A 群链球菌产生的透明质酸酶可分解细胞间质的透明质酸、链激酶溶解纤维蛋白、链道酶降解脓汁中高黏度的 DNA 链等。

细菌生物被膜:简称生物膜,是细菌附着于活体组织或非活体组织表面由自身产生的胞外多聚基质包裹的有一定结构和功能的菌细胞群体,它是菌细胞在长期进化过程中所表现出的为适应环境压力而形成的与浮游菌迥然不同的另一种生存方式。生物膜状态菌无论其形态结构、生理生化特性、致病性、对药物的敏感性等均与浮游状态菌有显著差异。因为受到生物被膜的保护,被膜内菌能够逃逸机体免疫系统的攻击和药物的杀伤,且能在体内播散,导致慢性、难治性感染等均与浮游状态菌有显著差异。

(2)毒素:细菌毒素按其来源、性质和作用的不同,可分为外毒素和内毒素两大类。

外毒素:多数革兰阳性菌和少数革兰阴性菌在生长繁殖过程中释放到菌体外的蛋白质。若将产生外毒素细菌的液体培养基用滤菌器过滤除菌,即能获得外毒素。外毒素毒性极强,微量即能使易感机体致死。如肉毒杆菌产生的肉毒素毒性最强,1 mg 可杀死2 000 万只小鼠;破伤风痉挛毒素对小鼠的半数致死量为 10 mg,白喉毒素对鼠的半数致死量为 10 mg。

产生外毒素的细菌主要是某些革兰阳性菌,也有少数是革兰阴性菌,如志贺菌的神经毒素、霍乱弧菌的肠毒素等,外毒素具亲组织性,选择性地作用于某些组织和器官,引起特殊病变。例如破伤风杆菌、肉毒杆菌及白喉杆菌所产生的外毒素,虽对神经系统都有作用但作用部位不同,临床症状也不相同。破伤风杆菌毒素能阻断胆碱能神经末梢传递介质(乙酰胆碱)的释放,麻痹运动神经末梢,导致眼及咽肌等的麻痹;白喉杆菌外毒素有和周围神经末梢及特殊组织(如心肌)的亲和力,通过抑制蛋白质合成可引起心肌炎、肾上腺出血及神经麻痹等。有些细菌的外毒素已证实为一种特殊酶。例如产气荚膜杆菌的甲种毒素是卵磷脂酶,作用在细胞膜的磷脂上,引起溶血和细胞坏死等。

一般外毒素蛋白质分子量是 27 000～900 000,不耐热。白喉毒素经加温(58～60 ℃)1～2 小时,破伤风毒素 60 ℃ 20 分钟即可被破坏。外毒素可被蛋白酶分解,遇酸发生变性。在甲醛作用下可以脱毒成类毒素,但保持抗原性,能刺激机体产生特异性的抗毒素。

内毒素:革兰阴性菌(如伤寒沙门菌、结核分枝杆菌、痢疾志贺菌等)的菌体中存在的毒性物质的总称。其本质是革兰阴性菌细胞壁的脂多糖,通常在菌体死亡崩解时游离出来。这种由菌体裂解后释出的毒素,又称为热原。其毒性成分主要为脂多糖的组分——类脂 A。内毒素位于细胞壁的最外层,覆盖于细胞壁的黏肽上。各种细菌的内毒素的毒性较弱,但作用结果大致相同,没有器官特异性。可引起发热、微循环障碍、内毒素休克及弥散性血管内凝血等。内毒素不是蛋白质,因此非常耐热。在 100 ℃ 的高温下加热 1 小时也不会被破坏,只有在 160 ℃ 下加热 2～4 小时,或用强碱强酸或强氧化剂加温煮 30 分钟才能破坏它的生物活性。内毒素耐热而稳定,抗原性弱。可刺激机体产生抗体,但无中和作用,不形成抗毒素,经甲醛处理也不能成为类毒素。

内毒素与外毒素主要的不同之处在于把内毒素注射到机体内虽可产生一定量的特异免疫产物(称为抗体),但这种抗体抵消内毒素毒性的作用微弱(表 1-1)。

表 1-1　外毒素与内毒素的区别

区别项目	外毒素	内毒素
来源	由活的细菌释放至细菌体外	为细菌细胞壁结构成分,菌体崩解后释出
细菌种类	以革兰阳性菌多见	革兰阴性菌多见
化学组成	蛋白质(分子量 27 000～900 000)	脂多糖复合物(毒性成分主要为类脂 A)
稳定性	不稳定,60 ℃以上能迅速破坏	耐热,60 ℃耐受数小时

区别项目	外毒素	内毒素
毒性作用	强,微量对实验动物有致死作用。各种外毒素有选择作用,引起特殊病变,不引起宿主发热反应。抑制蛋白质合成。有细胞毒素、神经毒素、肠毒素之分	较弱,对实验动物致死作用的量比外毒素大。各种细菌内毒素的毒性作用大致相同。引起发热,弥散性血管内凝血,粒细胞减少血症,施瓦茨曼现象等
抗原性	强,可刺激机体产生高效价的抗毒素。经甲醛处理,可脱毒成为类毒素,仍有较强的抗原性,可用于人工自动免疫	弱,刺激机体对多糖成分产生抗体,不形成抗毒素,不能经甲醛处理成为类毒素

当病灶或血流中革兰阴性病原菌大量死亡,释放出来的大量内毒素进入血液时,可发生内毒素血症。内毒素血症可以出现在多系统的多种疾病中,通常导致致死性感染性休克、多器官功能衰竭、弥散性血管内凝血等,病死率极高。内毒素血症可引起一系列病理生理改变。①发热反应:内毒素可直接作用于下丘脑体温调节中枢,或作用于单核巨噬细胞,使之释放内源性致热原。②血压降低:内毒素促使血管活性物质如缓激肽、组胺、5-羟色胺等释放,使血压下降导致微循环障碍即中小血管动脉粥样硬化。③引起白细胞和血小板减少:这与内毒素可移动并黏附至组织毛细血管有关。内毒素会激活凝血、纤溶系统,产生出血倾向,进而导致弥散性血管内凝血,如脑血栓等。④激活补体:经 C_3 旁路或经典途径激活补体。⑤损害肝脏:直接或间接损害肝脏,如脂肪肝等;引起糖代谢紊乱及酶学、蛋白质代谢的改变,如糖尿病等。⑥激活其他炎症因子:激活白三烯、前列腺素、巨噬细胞、单核细胞及内皮细胞活性,产生亚急性和慢性的炎症反应。

大量内毒素作用于机体的巨噬细胞、中性粒细胞、内皮细胞、血小板,以及补体系统和凝血系统等,便会产生白细胞介素-1、白细胞介素-6、白细胞介素-8、肿瘤坏死因子 α、组胺、5-羟色胺、前列腺素、激肽等生物活性物质。这些物质作用于小血管造成功能紊乱而导致微循环障碍,临床表现为微循环衰竭、低血压、缺氧、酸中毒等,严重时导致患者发生以微循环衰竭和低血压为特征的休克,这种病理反应称为内毒素休克。

2.细菌侵入的数量

感染的发生,除致病菌必须具有一定的毒力物质外,还需有足够的数量。一般是细菌毒力越强,引起感染所需的菌量越小;反之,则菌量越大。例如,毒力极强的鼠疫耶尔森菌,在无特异性免疫力的机体中,只要有数个细菌侵入就可发生感染;而毒力较弱的沙门菌,常需摄入数亿个细菌才引起急性胃肠炎。

3.细菌感染的发生和发展

细菌感染过程的发生和发展取决于细菌与机体双方力量的对比,即细菌的毒力、数量和机体的免疫状态。

三、机体免疫机制

(一)非特异性免疫

1.屏障结构

(1)皮肤黏膜屏障:健康完整的皮肤和黏膜是阻止病原菌侵入的强有力屏障。汗腺分泌的乳酸、皮脂腺分泌的脂肪酸有一定抗菌作用,阴道分泌物中的酸类、前列腺分泌的前列腺液抗菌因子也有抗菌作用。呼吸道和消化道黏膜有丰富的黏膜相关淋巴组织和腺体能分泌溶菌酶,在胃酸、唾液、泪液等体液内均有 sIgA 等抗菌物质,这些均表明黏膜屏障的重要性。"黏膜免疫系统"的概念已被提出。

(2)正常菌群的拮抗作用:人体表及与外界相通腔道中的正常菌群,可以通过它们的代谢产物对抗病原菌入侵。咽部的草绿色链球菌能阻止肺炎链球菌在局部生长。当这种拮抗作用受影响时,则可发生菌群失调症。

(3)血-脑屏障:一般由软脑膜、脉络丛的毛细血管壁及其壁外的星状胶质细胞所构成的胶质膜组成。能阻止病原微生物及其他有害物质从血液进入脑组织或脑脊液,对中枢神经系统有保护作用。

(4)胎盘屏障:由母体子宫内膜的基蜕膜和胎儿绒毛膜、部分羊膜组成。正常情况下母体感染时的病原生物及其有害产物不易通过胎盘屏障进入胎儿。

2.吞噬细胞

吞噬细胞病原微生物穿过体表屏障向机体内部入侵、扩散时,机体的吞噬细胞及体液中的抗微生物因子会发挥抗感染作用。人体内专职吞噬细胞分为两类:一类是小吞噬细胞,主要是外周血中的中性粒细胞,还有嗜酸性粒细胞;另一类是大吞噬细胞即单核-吞噬细胞系统,包括外周血液中的单核细胞和淋巴结、脾、肝、肺及浆膜腔内的巨噬细胞,神经系统内的小胶质细胞等。

(1)吞噬过程:当病原体通过皮肤或黏膜侵入组织后,中性粒细胞先从毛细血管游出并集聚到病原菌侵入部位。其杀菌过程的主要步骤:①趋化与黏附。吞噬细胞在发挥其功能时,首先黏附于血管内皮细胞,并穿过细胞间隙到达血管外,趋化因子的作用使其做定向运动,到达病原体所在的炎症部位。②调理与吞入。体液中的某些蛋白质覆盖于细菌表面有利于细胞的吞噬,此称为调理作用。具有调理作用的物质包括抗体 IgG1、IgG2 和补体 C3。经调理的病原菌易被吞噬细胞吞噬进入吞噬体,随后与溶酶体融合形成吞噬溶酶体,溶酶体内的多种酶类有杀灭和消化细菌作用。③杀菌和消化。吞噬细胞的杀菌因素分氧化性杀菌和非氧化性杀菌两类。

(2)吞噬作用的后果:病原菌被吞噬后经杀死、消化而排出者为完全吞噬。由于机体的免疫力和病原体种类及毒力不同,有些细菌虽被吞噬却不被杀死,甚至在细胞内生长繁殖并随吞噬细胞游走,扩散到全身,称为不完全吞噬。被特异性免疫活化后的巨噬细胞杀伤能力增强可转变为完全吞噬。

3.抗菌物质

正常人体的组织和体液中有多种抗菌物质。一般这些物质的直接作用不大,常是配合其他杀菌因素发挥作用。

(二)特异性免疫

机体经病原微生物抗原作用后,可产生特异性体液免疫和细胞免疫,抗体主要作用于细胞外生长的细菌,对胞内菌的感染要靠细胞免疫发挥作用。

1.体液免疫

人类的多数病原菌是胞外菌。胞外菌感染机体后主要寄居于宿主的血液淋巴液和组织液中。胞外菌感染的致病机制主要是引起感染部位的组织破坏(炎症)和产生毒素。因此抗胞外菌感染的免疫应答在于排除细菌及中和其毒素,表现在以下几方面。

(1)抑制细菌的吸附:病原菌对黏膜上皮细胞的吸附是感染的先决条件。这种吸附作用可被正常菌群阻挡,也可由某些局部因素如糖蛋白或酸碱度等抑制,尤其是分布在黏膜表面的 sIgA 对阻止病原菌的吸附具有更明显的作用。

(2)调理吞噬作用:中性粒细胞是杀灭和清除胞外菌的主要力量,抗体和补体具有免疫调理作用,能显著增强吞噬细胞的吞噬效应,对化脓性细菌的清除尤为重要。

(3)溶菌作用:细菌与特异性抗体(IgG 或 IgM)结合后,能激活补体的经典途径最终导致细菌的裂解死亡。

(4)中和毒素作用:由细菌外毒素或由类毒素刺激机体产生的抗毒素,主要为 IgG 类,可与相应毒素结合,中和其毒性,能阻止外毒素与易感细胞上的特异性受体结合,使外毒素不表现毒性作用。抗毒素与外毒素结合形成的免疫复合物随血液循环最终被吞噬细胞吞噬。

2.细胞免疫

病原菌侵机体后主要停留在宿主细胞内者,称为胞内菌感染。如结核分枝杆菌、麻风分枝杆菌、布鲁菌、沙门菌、李斯特菌、军团菌等,这些细菌可抵抗吞噬细胞的杀菌作用。

宿主对胞内菌主要靠细胞免疫发挥防御功能。参与细胞免疫的 T 细胞主要是 Td(CD4$^+$)细胞和 Tc(CD8$^+$)细胞。Th1 细胞通过分 IFN-γ 激活巨细胞杀伤被吞的胞内菌;Tc 细胞(细胞毒性 T 细胞)通过细胞毒性作用溶解感染的靶细胞,细胞裂解后释放的胞内菌经补体调理后由吞噬细胞清除。

此外,分布在黏膜、皮下组织和小肠绒毛上皮间数量众多的淋巴细胞称为上皮内淋巴细胞,上皮内淋巴细胞中95%为T细胞。在特定条件下感染机体发生的特异性免疫应答也可造成免疫性病理损伤。

第三节 呼吸系统耐药菌感染的流行病学

一、流行病学数据来源

我国高度重视耐药菌感染问题,2005年8月,原卫生部、国家中医药管理局和总后卫生部联合印发《关于建立抗菌药物临床应用和细菌耐药监测网的通知》,建立了全国细菌耐药监测网。全国细菌耐药监测网建立多年来,为及时掌握全国细菌耐药形势,提供了参考。2012年,原卫生部、国家中医药管理局和总后卫生部联合印发了《关于加强抗菌药物临床应用和细菌耐药监测工作的通知》,全国细菌耐药监测网进一步明确了管理机制,扩大了监测范围。

在国家卫生健康委合理用药专家委员会办公室指导下,截止2021年,全国细菌耐药监测网成员单位共1 434所医院,所以成员单位均上报数据。经过数据审核,纳入数据分析的医院共有1 373所。其中,二级医院363所,占26.4%;三级医院1 010所,占73.6%。

二、流行病学概况

在2017—2021年全国细菌耐药监测网连续5年的监测中,在以保留同一患者相同细菌第一株为原则剔除重复菌株后,耐药菌菌株来源中痰的标本占30%以上,始终居于首位,由此可以,看出呼吸系统是耐药菌的主要种植部位。耐药菌株以革兰阴性菌株为主,革兰阳性菌株和革兰阴性菌株比为(4~3):1。

三、革兰阳性耐药菌流行病学

（一）金黄色葡萄球菌流行病学

金黄色葡萄球菌在自然界中无处不在，空气、水、灰尘及人和动物的排泄物中都可找到。金黄色葡萄球菌的传染源为定植或感染的人，传播途径为接触传播，人也可因摄食含有肠毒素的食物或吸入染菌尘埃而致病，罕见空气传播。金黄色葡萄球菌可以引起各种疾病，在呼吸系统容易导致金黄色葡萄球菌肺炎。并且，金黄色葡萄球菌也是生物膜相关感染的常见病原菌，尤其是与植入性医疗仪器或导管相关感染。

金黄色葡萄球菌对青霉素耐药出现于 1994 年，仅仅在青霉素使用 2 年后；而对甲氧西林耐药出现于 1961 年，即耐酶青霉素使用 1 年以后。在此之后，万古霉素成为治疗甲氧西林耐药金色葡萄球菌的首选药物，然而 1996 年日本发现万古霉素中介的金黄色葡萄球菌，2002 年和 2004 年美国又相继报道 3 例万古霉素高度耐药的金黄色葡萄球菌。而我国，在 2017—2021 年连续 5 年的全国细菌耐药监测显示，耐药金黄色葡萄球菌分离率约占革兰阳性耐药菌的 30％，一直居于革兰阳性耐药菌分离率首位。

根据全国细菌耐药监测网 2021 年报告，金黄色葡萄球菌对青霉素 G 耐药率最高，在 90％以上；对红霉素等大环内脂类抗菌药物也出现部分耐药。甲氧西林耐药金黄色葡萄球菌全国，平均检出率为 29.4％，与 2020 年平均检出率持平，但是各省检出率差距较大。其中西藏、上海、江苏连续 5 年检出率位居前三，检出率均在 40％以上；与西藏、上海、江苏相反，山西连续 5 年检出率最低，整体呈现下降趋势。

（二）屎肠球菌及粪肠球菌流行病学

屎肠球菌及粪肠球菌同为肠球菌属细菌。肠球菌最初是人类和动物肠道内的正常菌群成员之一，其数量仅次于大肠埃希菌，现在已经成为一种重要的机会致病菌。

相比其他细菌，肠球菌作为人体正常菌群之一，对一些药物天然存在耐药性。对冷藏、冷冻、干燥、低 pH、NaCl 和水的抵抗力强。它们也在淤泥和水中被发现,特别是在污水和污泥中。其可能不在水中繁殖,但是比起许多大肠菌群,它们能够在水中存活更长的时间,也能够在大多数食品中生长。许多已经在蔬菜、加工设备和操作环境中被发现,一旦出现,它们就能够在设备和环境中继续繁殖,很难被完全移除。

随着抗菌药物的广泛应用、各种侵袭性医用装置的使用及免疫缺陷人群的增加,肠球菌所致感染逐渐增多,大部分为医疗相关性感染,包括血流感染、手术部位感染、尿路感染及腹腔感染等。

自 1988 年英国和法国首次报道万古霉素耐药肠球菌以来,肠球菌已成为严重威胁人类健康的耐药菌。不同国家地区万古霉素耐药株发生率不同,全国细菌耐药监测网显示,在 2017—2021 年连续 5 年的监测中,两者分离率整体呈现上升趋势。2021 年,两者已位居革兰阳性耐药菌的第二、三位,占革兰阳性耐药菌分离率 10％以上。相比粪肠球菌,屎肠球菌对各种抗菌药物的耐药率普遍要高。根据全国细菌耐药监测网 2021 年报告,粪肠球菌对万古霉素耐药率全国平均为 0.2％,与 2020 年持平,地区间略有差别,其中内蒙古自治区、黑龙江省及北京市最高,均为 0.8％,山东省、重庆市、上海市、西藏自治区及宁夏回族自治区未检出,总体耐药率仍然维持较低水平。而屎肠球菌对万古霉素耐药率全国平均为 1.2％,较2020 年上升了 0.2 个百分点,地区间差别较大,宁夏回族自治区及青海省未检出;除北京外,其他地区耐药率在 2.5％以下;需要特别注意的是北京,耐药率为 9.9％,且 2017—2021 年连续 5 年耐药率逐年上升。

(三)表皮葡萄球菌流行病学

表皮葡萄球菌属于凝固酶阴性葡萄球菌。凝固酶阴性葡萄球菌是人体皮肤、黏膜的正常菌群,包括表皮葡萄球菌、腐生葡萄球菌、人葡萄球菌、溶血葡萄球菌、头葡萄球菌、木糖葡萄球菌、猿类葡萄球菌等 30 余种。过去认为凝固酶阴性葡萄球菌不致病,近年来临床和实验室检测结果表明,凝固酶阴性葡萄球菌已成为医院感染的常见病原,且耐药菌株日益增多。植入性医疗器械特别适合凝固酶阴性葡萄球菌的黏附和生长,常导致各种术后感染。

在2017—2021年连续5年的全国细菌耐药监测中,全国平均检出率为75%左右,整体虽呈现下降趋势,但下降幅度不大。在所有感染凝固酶阴性葡萄球菌的标本中分离最多的是表皮葡萄球菌。目前,耐甲氧西林的表皮葡萄球菌感染已成为手术后的严重问题。据全国细菌耐药监测网显示,在2017—2021年,表皮葡萄球菌总体控制平稳,分离率占革兰阳性菌分离率的10%左右。

(四)肺炎链球菌流行病学

肺炎链球菌广泛分布于自然界,常定植于正常人的鼻咽部,儿童鼻咽部带菌率在24%～32%;一般不致病,只有在免疫力下降时才致病,尤其在呼吸道病毒感染后或婴幼儿、年老体弱者易发生肺部感染。

肺炎链球菌主要引起的是大叶性肺炎,其次为支气管炎。可继发胸膜炎、脓胸、中耳炎、脑膜炎和败血症等。本菌从上呼吸道侵入,经支气管到达肺组织。在多数病例中,肺炎链球菌先侵入血流,引起菌血症而后进入肺部。患者通常突然发病,表现为畏寒、发热、咳嗽、胸痛、咳铁锈色痰。正常人群一般不发生感染,只能形成带菌状态,当机体免疫功能降低时才能引起疾病,属内源性感染。

未成年人肺炎链球菌检出率为30%～70%,而成人的肺炎链球菌携带率也较高(有时可>40%)。成人与学龄前儿童共同居住则定植率明显增加。这种较高的成人带菌率使得成人也成为重要的传播媒介,影响了肺炎链球菌的社区发病情况。过去,肺炎链球菌疫苗得到广泛应用,使得侵入性肺炎链球菌感染病例数大为下降,但侵入性感染和非侵入性感染的肺炎链球菌血清型随之变化。

青霉素长时间作为治疗肺炎链球菌的经验用药并广泛使用,容易导致肺炎链球菌的青霉素结合蛋白突变,从而出现耐药性。自1967年澳大利亚首次分离出耐青霉素肺炎链球菌以来,耐药的菌株在世界上快速传播。随着我国对耐青霉素肺炎链球菌关注度的提高,青霉素耐药肺炎链球菌全国耐药率整体呈现下降趋势,然而在2021年青霉素耐药肺炎链球菌全国耐药率平均为1.2%,较2020年上升了0.3个百分点。青霉素耐药肺炎链球菌地区间差别也较大,其中辽宁省最高为4.2%,北京、山东、新疆等10个省市在1%以下,内蒙古自治区未检出。

根据2021全国细菌耐药监测报告,肺炎链球菌对红霉素耐药率处于较高水平,全国平均为96.4%,较2020年上升了0.4个百分点。地区间略有差别,其中天津市最高,为98.8%,西藏自治区最低,为84.0%。据全国细菌耐药监测网显示,在2017—2021年连续5年的全国细菌耐药监测中,肺炎链球菌分离率总体控制平稳,占比9%左右。

四、革兰阴性耐药菌流行病学

(一)大肠埃希菌流行病学

大肠埃希菌是各种环境中常见的污染细菌,其分布广,抵抗力强在水中或土壤中可存活数月,但加热至60 ℃,30分钟可被杀死。大肠埃希菌大量存在于人和动物的肠道中,往往在初生儿或动物出生数小时后即进入肠道。除某些菌株能产生肠毒素,使人得肠胃炎外,一般不致病,且能合成B族维生素和维生素K,对机体有利。但在某些情况下,当人或动物机体的抵抗力下降或大肠埃希菌侵入机体其他部位时,如泌尿生殖系统和胃肠感染病灶经血行播散至肺部,该菌可侵入肠道外的组织和器官,可引起化脓性炎症,如肺炎等。

1940年,Alexander Fleming首先发现不能被青霉素抑制的大肠埃希菌,即耐青霉素大肠埃希菌。1983年在德国首次报道了超广谱β-内酰胺酶。因其水解底物比广谱β-内酰胺酶广泛,所以称其为超广谱β-内酰胺酶。超广谱β-内酰胺酶主要通过氨基酸的突变来变换酶型,氨基酸突变使酶的活性部位的空间结构发生了改变,从而扩大了水解底物的范围,增加了对β-内酰胺类抗生素的水解能力和亲和力。不同国家和地区产超广谱β-内酰胺酶大肠埃希菌的发生率有明显差异,西欧国家如英国、西班牙等产超广谱 β-内酰胺酶大肠埃希菌发生率较低,而亚洲范围内中国和印度等国家产超广谱 β-内酰胺酶大肠埃希菌的发生率较高。

据全国细菌耐药监测网显示,大肠埃希菌在 2017—2021 年中,分离率位居革兰阴性菌首位,占比 30% 左右。根据 2021 年全国细菌耐药监测网报告,大肠埃希菌对第三代头孢菌素、喹诺酮类药物耐药率及其他常用抗菌药物耐药率较高,对碳青霉烯类也出现部分耐药。

1.对第三代头孢菌素耐药率

大肠埃希菌对第三代头孢菌素耐药是指对头孢曲松或头孢噻肟任一药物耐药。大肠埃希菌对第三代头孢菌素的耐药率全国平均为 50.0%,较 2020 年下降了 1.6%,但仍然处于相对较高的水平。耐药率地区间略有差别,其中辽宁省最高,为 57.8%,天津市最低,为 42.7%。

2.对喹诺酮类药物耐药率

大肠埃希菌对喹诺酮类药物耐药是指对左氧氟沙星或环丙沙星任一药物耐药。大肠埃希菌对喹诺酮类药物的耐药率全国平均为 50.6%,和 2020 年相比虽有下降,但幅度较小,仅 0.1%。地区间耐药率略有差别,其中辽宁省最高,为 66.2%,西藏自治区最低,为 38.2%,总体耐药率仍然维持相对较高水平。

3.对碳青霉烯类药物耐药率

大肠埃希菌对碳青霉烯类药物耐药是指对亚胺培南、美罗培南或厄他培南任一药物耐药。大肠埃希菌对碳青霉烯类药物的耐药率全国平均为 1.6%,与 2020 年持平,地区间有一定差别,其中北京市最高,为 2.9%,西藏自治区最低,为 0.2%,总体耐药率仍然处于较低水平。

4.对其他常用抗菌药物耐药率

除上述药物外,大肠埃希菌对其他常用抗菌药物耐药率也比较高,其中,对氨苄西林耐药率高达 82.8%,而对于头孢唑啉、复方磺胺甲恶唑、头孢呋辛耐药率>50%。对氨苄西林/舒巴坦、庆大霉素、氨曲南耐药率＞30％。

（二）肺炎克雷伯菌流行病学

肺炎克雷伯菌是克雷伯菌属中一种重要的致病菌，广泛存在于自然界，包括植物、动物和人类。感染对象主要为免疫系统低弱人群，感染源主要为医院内存在的多个潜在的菌株，主要包括医护人员的手、被污染的设备表面；医护人员和患者的直接接触是最主要的传播途径，易引起医院感染，主要是呼吸系统感染、尿路感染和菌血症。

肺炎克雷伯菌也是医院获得性肺炎的重要病原菌之一。在健康人中，肺炎克雷伯菌在结肠和口咽部的定植率分别为5％～35％和1％～5％；而在皮肤上通常为短暂定植。人与人之间的传播是获得该菌的主要方式。

许多研究表明，外环境中的肺炎克雷伯菌在生化特征、毒力特征、致病性方面，以及对细菌素的敏感性方面与临床分离的菌株非常相似，但是在血清型方面存在差异。而且，临床分离菌株比外环境菌株对抗菌药物更加耐药，提示临床菌株存在着抗菌药物选择压力。

根据2017—2021年全国细菌耐药监测报告，肺炎克雷伯菌分离率始终位于革兰阴性菌第二位，仅次于大肠埃希菌，占比约为20％，但整体呈上升趋势。根据2021年全国细菌耐药监测网报告，肺炎克雷伯菌对第三代头孢菌素及其他常用抗菌药物耐药率较高，对碳青霉烯类也出现部分耐药。

1. 对第三代头孢菌素耐药率

肺炎克雷伯菌对第三代头孢菌素耐药是指对头孢曲松或头孢噻肟任一药物耐药。肺炎克雷伯菌对第三代头孢菌素的耐药率全国平均为29.8％，较2020年下降了1.3个百分点，地区间差别较大。其中河南省耐药率最高，为48.5％；宁夏回族自治区最低，为13.1％。

2. 对碳青霉烯类药物耐药率

肺炎克雷伯菌对碳青霉烯类药物耐药是指对亚胺培南、美罗培南或厄他培南任一药物耐药。肺炎克雷伯菌对碳青霉烯类药物的耐药率全国平均为 11.3%，较 2020 年上升了 0.4 个百分点。地区间差别显著，其中河南省最高，为 28.1%，青海省最低，为 0.8%，总体耐药率仍然呈缓慢上升趋势。

3.对其他常用抗菌药物耐药率

除上述药物外，肺炎克雷伯菌还对其他常用抗菌药物耐药，如对头孢呋辛、氨苄西林/舒巴坦耐药率>30%，对复方磺胺甲噁唑、氨曲南、环丙沙星、头孢他啶、头孢吡肟、阿莫西林/克拉维酸耐药率>20%。

(三)铜绿假单胞菌流行病学

铜绿假单胞菌是兼性厌氧的非发酵革兰阴性杆菌，为假单胞菌属的代表菌种，广泛分布于自然界(水、土壤、动植物等)和医院环境中。铜绿假单胞菌能够利用多种有机物作为养分，并能在低氧环境下生存和繁殖，具有很强的适应能力。

该菌是人类的条件致病菌，在医院内广泛定植于潮湿环境、物品表面、各类导管、开放的气管、患者及医务人员皮肤，并可污染各类液体甚至消毒溶液，常导致医院感染，并易于在医院内传播。

铜绿假单胞菌常对多种抗菌药物天然耐药，并且易于获得外源性耐药基因导致对其他抗菌药物耐药细菌对抗菌药物的大多数耐药机制均可在铜绿假单胞菌中发现，并且该菌中往往多种耐药机制并存，因而该菌常作为多重耐药菌的典型代表。

中国细菌耐药监测网 2017—2021 年监测数据显示，铜绿假单胞菌在革兰阴性菌中检出率排在第三位，并且其构成比保持稳定。该菌对各抗菌药物的耐药率也呈现下降趋势。2021 年中国细菌耐药监测网数据显示所测试的抗菌药的耐药率均<20%，对所测试的各抗菌药物耐药率均有降低。但需要注意的是，铜绿假单胞菌对碳青霉烯类药物的耐药率呈现地区差异，其中辽宁、北京、上海耐药率在 25% 以上，而最低的宁夏回族自治区在 10% 以下，仅有 6.5%。

(四)鲍曼不动杆菌流行病学

不动杆菌广泛分布于自然界，在水、土壤和蔬菜中均可发现，也是人体皮肤表面菌群的组成,有时在采集用于培养的血样时可能产生污染。健康人群和住院患者均可检测到粪便携带。

目前,不动杆菌属细菌的感染已成为世界范围内的一个重大问题,鲍曼不动杆菌尤其突出。鲍曼不动杆菌感染在基本所有地区的患者中均有发现,绝大多数感染发生在住院患者或其他接受医疗相关操作的患者中。

耐碳青霉烯类鲍曼不动杆菌的暴发尤其突出。鲍曼不动杆菌对碳青霉烯类药物耐药是指对亚胺培南或美罗培南任一药物耐药。碳青霉烯类抗菌药物是目前治疗鲍曼不动杆菌最有效的抗菌药物之一,但近年来由于该药物在临床的大量使用,碳青霉烯类耐药鲍曼不动杆菌也逐渐增高,给临床治疗带来极大困难。

据2021年中国细菌耐药监测网数据显示,鲍曼不动杆菌对碳青霉烯类药物的耐药率全国平均为54.3%,与2017—2020年相比整体呈下降趋势,但需要注意的是,2021年较2020年上升了0.6个百分点,有反弹趋向。鲍曼不动杆菌对碳青霉烯类药物的耐药率地区间有一定的差别,其中河南省最高,为77.9%,青海省最低,为22.7%。虽然地区之间存在差距,但耐碳青霉烯类的鲍曼不动杆菌可以通过医疗转移,从高度流行的医疗环境转入其他环境,因此不能放松对耐药率较低地区的预防。

除对碳青霉烯类药物的耐药外,鲍曼不动杆菌对其他常用药物也耐药。其中,对哌拉西林/他唑巴坦、环丙沙星、头孢他啶、头孢吡肟、氨苄西林/舒巴坦、庆大霉素耐药率>50%,对左氧氟沙星、妥布霉素耐药率>40%,对头孢哌酮/舒巴坦、阿米卡星耐药率>30%。

同时,耐碳青霉烯类鲍曼不动杆菌感染通常需要使用黏菌素、多黏菌素B或替加环素类抗菌药物;这些选择有可能使这些细菌对所有可用的抗菌药物产生耐药性。而且鲍曼不动杆菌具有从其他种类的细菌获得耐药基因的能力,并且其自身可存在耐药亚群在抗菌药物压力筛选下可成为流行耐药株。鲍曼不动杆菌对于目前临床常用的抗菌药物呈现多重耐药,甚至泛耐药现象。

鲍曼不动杆菌具有强大的获得耐药性和克隆传播的能力,多重耐药、广泛耐药、全耐药鲍曼不动杆菌呈世界性流行，已成为我国院内感染最重要的病原菌之一。

(五)阴沟肠杆菌流行病学

过去认为阴沟肠杆菌广泛存在于自然界中，是寄生于人体肠道的正常菌群之一，感染和致病的可能性较低。近些年来随着广谱抗菌药物和免疫抑制剂的广泛应用，阴沟肠杆菌已经成为医院内感染的主要致病菌之一，它可引起呼吸道、泌尿道、皮肤软组织、血液系统等器官和系统的感染，其中以呼吸道感染尤为多见。

阴沟肠杆菌可通过皮肤上的创口，呼吸道侵入性操作（气管插管、气管切开使用呼吸机等）留置导尿管静脉营养等途径入侵相关部位，或由于不合理使用抗菌药物造成人体内菌群失衡，使阴沟肠杆菌移位从而导致该菌进入血液大量繁殖并产生内、外毒素，引起败血症。此外，自身免疫力较低的儿童感染阴沟肠杆菌后，细菌还可透过血-脑屏障导致脑膜炎，可同时出现脑梗死、脑脓肿和脑囊肿等并发症，严重者甚至可威胁生命。

阴沟肠杆菌属于多重耐药菌，在不同地区的耐药程度有所不同，与该地区的抗菌药物使用情况有关。阴沟肠杆菌普遍对于一二代头孢菌素类、青霉素类药物等有着很高的耐药率，可达到90%以上，对第三四代头孢菌素类、氨曲南的耐药率较高，且随着药物的不断应用呈现耐药程度逐渐增加的趋势；对 β-内酰胺类与酶的复合药物中头孢派酮/舒巴坦、哌拉西林/他巴坦的耐药率较低；在氨基糖苷类药物中，对妥布霉素庆大霉素的耐药率高于阿米卡星，有学者研究阴沟肠杆菌对阿米卡星的耐药率在50%左右，但也有学者报道对阿米卡星的耐药率<10%，这提示阴沟肠杆菌耐药率与地区有关；对喹诺酮类中环丙沙星、左氧氟沙星的耐药率呈现逐年降低趋势；对碳青霉烯类抗菌药物的作用效果稳定且耐药程度低，耐药率普遍<10%。

第二章

呼吸系统耐药菌感染中医基础

第一节　中医对呼吸系统耐药菌感染的认识

一、中医对感染性疾病的认识

(一)病性

中医学最初对西医学感染性疾病的认识,可追溯到《素问·热论》"今夫热病者,皆伤寒之类也,或愈或死,其死皆以六七日之间,其愈皆以十日以上者",说的是外感发热的疾病,都属于伤寒一类,有患者可以治愈,有患者会死亡,死亡的患者一般在 6～7 天,治愈的患者的一般都在 10 天以上。这和感染性疾病起病急、病情复杂、病程缠绵、治疗难效等特点相一致。

伤寒,从定义上来看,有广义伤寒和狭义伤寒两种,广义伤寒是指所有外感性热病的总称,古代文人将一切外感性热病都统称为伤寒;狭义伤寒指由于外感寒邪而发生的疾病。《难经·五十八难》:"伤寒有五,有中风,有伤寒,有湿温,有热病,有温病",其中"伤寒有五"中的伤寒指的是一切外感热病的总称,即为"广义伤寒",而其中之一的伤寒,则为感受寒邪引起的外感热病,属"狭义伤寒"。感染性疾病并不是仅由寒邪导致的热病,因此感染性疾病在中医上应属于广义伤寒。

(二)传变

临床上感染后,可见发热、咳嗽、咳痰、胸痛等症,与六经热病的主证有相通之处,因此两者的传变、治疗等也有相似之处。《素问·热论》中列举了六经热病的主证、传变、治疗、禁忌及意义。

太阳之为病,是由外邪侵犯太阳经脉所致,症见头颈痛、腰脊强、发热、恶寒,治法为辛温发汗、宣肺平喘,可用麻黄汤或杏苏散之类;阳明之为病,是由太阳经病邪传入阳明经所致,症见身热、目痛、鼻干、不得卧,治法为解肌退热,方选柴葛解肌汤,如若里热偏盛,耗气伤津,改用白虎汤;少阳之为病,是由太阳经病邪传入少阳经所致,症见胸胁疼痛、耳聋等,治法为和解少阳,方用小柴胡汤;太阴之为病,是由太阳经病邪传入太阴经所致,症见腹满、咽干,至此,邪已入里,可用针刺泄热,其有热结者,也可用下法,方选小承气汤,如热伤津液,可用增液承气汤;少阴之为病,是由太阳经病邪传至少阴经所致,症见口燥,舌干而渴,治疗上,可用针灸刺络泄热法治疗,方选黄连阿胶汤或增液承气汤;厥阴之为病,是由太阳经病邪传至厥阴经所致,症见烦满而囊缩,针灸刺络治疗时采用泄热法,方选四逆散和金铃子散。

《素问·热论》中提出在某些热病的恢复期,食肥甘厚腻,会导致病情复发,如若贪食肥甘厚腻,会导致热邪遗留,疾病难以痊愈,此为热病之禁忌。《素问·热论》中的理论为后世热病的辨证论治奠定了坚实的基础。

(三)预后

《素问·热论》中"人之伤于寒,则为病热,热虽甚不死",这里的热是寒邪束表,卫气被郁,不得宣泄,邪正斗争的结果。此时若能正确使用汗法,则邪随汗出,临床症状也会消除。"其两感于寒而病者,必不免于死",指出外感病的预后和疾病的转归,关系到受邪部位、感邪轻重、病邪性质、体质强弱等方面的因素,与现代研究中有合并基础疾病、营养不良及免疫功能低下的患者更容易引起感染相符合。

疾病的饮食护理在治疗中占重要地位,合理饮食可固护卫气,增强正气,有利于疾病的恢复,反之,可致疾病反复或加重。就热病而言,《黄帝内经》中指出遗热的的原因是"热甚而强食"所致,在热病过程中,由于热邪炽盛,伤及胃气,消化功能低下,勉强进食,食入之水谷之气与热邪相搏,会使热病迁延不愈。若热势稍减,就急于补益,进食肉类等补益消化之品或大量进食,就会使热病复发如故。因此,热病期间饮食调养十分重要,一要少食,二要清淡,待热邪已去,卫气恢复,方可进补。

二、中医对呼吸系统感染的认识

(一)病性

中医学古籍中无对呼吸系统感染相关的病名记载,呼吸系统感染的主要症状为发热、咳嗽、胸痛等,类似中医的风温肺热病的范畴,因正气虚,温邪疫毒侵犯机体,致病力较强,毒力较强,疫毒可直接入肺。化生痰浊,聚而成痰毒,阻塞肺络,久而化为瘀毒,正所谓"邪之所凑,其气必虚"。

(二)历史

风温病名首见于《伤寒论·辨太阳病脉证并治》"太阳病,发热而渴,不恶寒者,为温病。若发汗已,身灼热者,名曰风温",指的是温病误治后的一种变证,与现代所说的风温肺热病的"风温"是完全不一样的。

庞安时《伤寒总病论》中指出了风温病的病因、病机及临床症状;汪石山首创"新感温病"说,丰富了温病发病学的内容,汪氏认为"有不因冬月伤寒而病温者"即指发于春天的温病,除了冬寒化温者外,还有感受了春令温暖之气而发的温病,打破长期以来春季温病皆是因为"冬伤于寒"的传统理念;到清代,风温病已经发展到了成熟期,陈平伯在《外感温病》篇中提出"风温为病,春日与冬季居多,或恶风或不恶风,必身热咳嗽烦渴,此风温病证之提纲也",明确了风温病名。叶天士提出风温病的传变及病位在肺,为后世探索风温病的传变规律及临床辨证论治提供了理论依据。

"肺热"之名始见于《素问·刺热篇》,提出外邪侵袭肺脏,导致肺热病发生时,首先的感受是体表渐渐然寒冷、毫毛竖起、恶风、畏寒、舌黄、身体发热,如若热邪侵袭肺脏,邪正斗争,症见咳嗽、喘息、疼痛牵引胸背部,且剧烈头痛、身热汗出、恶寒等。

风温肺热病病名,是近年来,随着中医诊疗规范化、标准化的不断深入而产生的。风温肺热病是风温病与肺热病的合称,是感受风热病毒引起的四时皆有,而以冬春两季多发的急性外感热病。以发热,咳嗽,咯痰,舌红苔白或黄,脉数为主症。

(三)病因、病机

"风温"反映了主要病因,"肺"则突出了主要致病部位,"热"则反映了本病的主要病机。发病初起,发热重,而恶寒轻,咳嗽,咳痰不利,头痛,舌边尖红,苔薄黄或黄白相兼,脉浮数,或高热,烦渴,咳喘,胸痛,咳痰色黄或带血丝,舌红,苔黄或腻,脉滑数,治法为疏散风热,方选银翘散或桑菊饮;风温病程中阴伤比较明显,须处处固护阴液,风温后期尤其须注重滋养肺胃之阴,治宜滋养肺胃,方用沙参麦冬汤等。

三、中医对呼吸系统耐药菌感染的认识

(一)历史认识

呼吸系统耐药菌感染是近现代抗菌药物应用于临床后才逐渐出现的,在没有抗菌药物应用的几千年间没有耐药菌的问题存在,古代医家治病过程中不会遇到此病,也就没有论述过此病,此病对于中医来说是新的挑战。

通过近代研究,中医学对耐药菌感染有了初步的认识。临床上发生感染性疾病时,多见发热,中医谓之为"发热""热病"或"伤寒"。因此,现代中医学者认为,呼吸系统耐药菌感染属于中医风温肺热病范畴,但与传统风温肺热病又有不同之处。

(二)病名

尽管耐药菌感染的主要症状也是发热,外在表现与传统热病有相似之处,治疗方面有诸多借鉴之处,但与传统中医热病在发生发展过程不是完全一样的,故不应以中医热病相关病名来命名耐药菌感染。中医自古以来都是以开放的姿态接受外来事物的,从不具有排他性,从不故步自封的,而是博采众长、为我所用,在包容并蓄中不断衍生发展,对于新出现的这类疾病的中医命名,可直接采用目前临床实际工作中公认的命名来诊断疾病,不必另起炉灶重新进行命名,因此中医病名可直接叫作耐药菌感染。

(三)病因、病机

呼吸系统耐药菌感染虽然有各种外在途径导致的,但是机体本身的状态也是决定是否易感的重要因素。耐药菌的易感人群主要集中在年老体弱的住院患者、小儿、有慢阻肺等肺部基础疾病、血液病、肿瘤晚期、大量应用激素、免疫抑制剂、大手术后、本身有免疫缺陷的患者等。在以上这些高危人群中,可以看出,在强调外部应用抗菌药物产生选择性压力是导致耐药菌株的出现及感染的主要原因的同时,机体本身的免疫力、内环境的稳定更是是否容易感染耐药菌的非常重要的决定性因素。正是符合中医学所强调的"正气存内,邪不可干"的伏邪理论,在关注外邪的同时,非常注重机体本身的"正气"。

伏邪理论早在《黄帝内经》及《伤寒论》中已被提及,诚如《素问·阴阳应象大论》中云:"冬伤于寒,春必温病;春伤于风,夏生飧泄;夏伤于暑,秋必痎疟;秋伤于湿,冬生咳嗽"。《伤寒论》中也有"以伤寒为毒者,以其最成杀历之气也。中而即病者,名曰伤寒。不即病者,寒毒藏于肌肤,至春为温病,至夏为暑病"的论述。后世刘完素在《素问玄机原病式》中云:"郁,怫郁也,结滞壅塞,而气不通畅。所谓热甚则腠理闭密而热郁结也。……所谓结者,怫郁而气液不能宣通也"。可以解释为六淫外邪虽不伏藏体内,但机体因受其刺激所产生的病变,却可以长时间存在而不显露于外,故伏邪患者多有正气亏虚表现,既不能迅速化热,也不能冲开怫郁而自行痊愈。当在内热内盛到一定程度时,在外因诱发下则直接表现出里热炽盛的病证特点,与常见外感疾病大不相同。

伏邪致病的病证特点为邪气潜伏于内,一经发病,起病迅速,病重难疗,症状多样,病情缠绵,毒根深藏,多耗人体气血,邪气久留,酿邪成毒。目前临床上所见耐药菌感染,多为重症感染,常患者基础状态差,既往有慢性疾病史,稍有节气变化、寒热不调即刻发作。

发病时多见高热不退、神识昏昧，为正气不足、虚实兼夹等证，其病位多在肺，预后不佳，迁延难治，与伏邪致病特点极为相似。其临床表现虽然多种多样，但气血亏虚基础上的气机失调为本，故对其治疗应宣展气机，透热达外，为其精义所存。而单以清泄里热、滋阴降火虽能治标，但不能达到治其根本的功效，久而久之邪气更难外发，造成更大的疾病。

第二节　呼吸系统耐药菌感染的病位

一、肺的形态

（一）肺的位置

中医学将呼吸系统也称肺系，包括鼻、咽、喉、气管（气道）、肺脏等组织器官。肺在胸中，分左右两叶，上与气道相连，通于喉，开窍于鼻。肺呈白色，其虚如蜂案。肺在诸脏中位置最高。

（二）肺的经脉循行

手太阴肺经起于中焦，下行至脐附近络于大肠，复返向上沿着胃的上口，穿过横膈膜，直属于肺，上至气管、喉咙，沿锁骨横行至腋下，沿着上肢内侧前缘下行，至肘中，沿前臂内侧桡骨边缘进入寸口，经大鱼际部，至拇指桡侧尖端（图 2-1）。

二、肺的生理功能

肺在五行属金，在五脏阴阳属性中为阳中之阴脏。在五脏六腑中，位居最高，为五脏之长。主气司呼吸，助心行血，主行水而通调水道。肺与四时之秋气相应。与大肠、皮、毛、鼻构成呼吸系统。

（一）肺主气

肺主气是肺主呼吸之气和肺主一身之气的总称。人身之气均为肺所主，所以说"诸气者，皆属于肺"（《素问·五脏生成》），"肺主一身之气"(《医门法律·明胸中大气之法》)。而肺主呼吸之气是肺主气的基本前提,肺主呼吸之气功能正常,才能主一身之气。

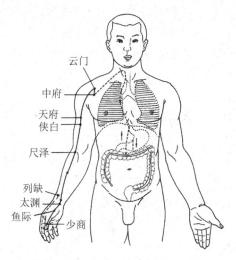

图 2-1 手太阴肺经

1.肺主呼吸之气

肺主呼吸之气又称肺司呼吸。机体同外界环境进行气体交换的过程称为呼吸。人体主呼吸功能的器官就是肺。肺主呼吸之气是指肺通过呼吸运动,吸入自然界的清气,呼出体内的浊气,实现体内外气体交换的功能。因此,《医原》中说"肺……一呼一吸,与天气相通。"肺为呼吸器官,具有呼吸功能。人通过呼吸,将自然之清气吸入胸中,与脾运化的水谷之精气相结合,生成宗气。宗气,即分布一身上下、供养五脏六腑的精微物质,至心为心气,至脾为脾气,至肝为肝气,至肾为肾气,在经脉之中为营气,在经脉之外为卫气。宗气随着它到达的地方变换名称,但全都以肺气为源头,以呼吸之气与水谷精气结合为根本,因此《素问·六节藏象论》中说:"肺者,气之本。"

肺为体内外气体交换的场所。肺吸入自然界的清气,呼出体内的浊气,实现了体内外气体的交换。通过不断地呼浊吸清,促进气的生成。随着肺气升降出入，人之一身也产生气的升降出入，从而保证了人体气化活动的正常运行。而且，人体内血液的运行、津液的输布和排泄，均有赖于呼吸运动的均匀调和，才能维持其正常的生理状态。由此可见，肺主呼吸之气的功能保证了人体新陈代谢的正常进行。所以《医宗必读·改正内景脏腑图》中说："肺叶白莹，谓之华盖，以覆诸脏。虚如蜂案，下无透窍，吸之则满，呼之则虚，一呼一吸，消息自然。"

总之，肺为呼吸器官，通过呼吸以换气转血。中医学认为，呼吸运动不仅靠肺来完成，五脏六腑皆参与其中，尤其是肾的协作。肺为气之主，肾为气之根；肺主呼，肾主纳；一呼一纳，一出一入，才能完成呼吸运动。肺司呼吸的功能正常，则气道通畅，呼吸调匀。若病邪犯肺，影响其呼吸功能，则会出现咳嗽、喘促、呼吸不利等症状。

2.肺主一身之气

肺主一身之气是指肺有主持、调节全身各脏腑之气的作用，即肺通过呼吸运动参与气的生成，调节气机。肺主一身之气的生理功能具体体现在两个方面。

（1）气的生成方面：肺参与一身之气的生成，特别是宗气的生成。宗气上出喉咙，以促进肺的呼吸运动；贯通心脉，以行血气而布散全身，温养各脏腑组织和维持其正常功能活动。人体通过呼吸运动把自然界的清气吸入肺，又通过胃肠的消化吸收，把饮食物变成水谷精气，由脾气升清，上输于肺。自然之清气和水谷精气在肺内结合，积聚于胸中的上气海（上气海指膻中，位于胸中两乳之间，为宗气会聚发源之处）称为宗气。因此，肺在生命活动中占有重要地位。

宗气的生成也离不开元气的参与。元气虽为人身之根，然其势小，必待其上行胸中，与后天之气相接，得水谷之精气及自然之清气充养，才能壮大，而后才能充养全身。《医学衷中参西录》指出："愚尝思之，人未生时，皆由脐呼吸，其胸中原无大气（指宗气），亦无需乎大气。迨胎元日盛，脐下元气渐充，遂息息上达胸中而为大气。"

由此可知,宗气的生成也离不开元气的参与,实际上是元气、水谷之精气、自然之清气三者结合而成,而肺是撮合此三气令其接聚者。因此,肺主一身之气。

(2)对全身气机的调节方面:所谓气机,泛指气的运动,升降出入为其基本形式。肺的呼吸运动,是气的升降出入运动的具体体现。肺有节律地一呼一吸,对全身之气的升降出入起着重要的调节作用。肺的呼吸均匀通畅、节律一致、和缓有度,则各脏腑经络之气升降出入运动通畅协调。肺的呼吸失常,不仅影响宗气及一身之气的生成,导致一身之气不足,即所谓"气虚",出现少气不足以息、声低气怯、肢倦乏力等症状,并且影响一身之气的运行,导致各脏腑经络之气的升降出入运动失调。

肺的呼吸运动还能影响经脉中气运行的速度,如《灵枢·五十营》指出:"故人一呼,脉再动,气行三寸;一吸,脉亦再动,气行三寸。呼吸定息,气行六寸。"肺的功能活动还能决定气运行的逆顺。肺气宣发,则气向外、向上鼓舞;肺气肃降,则气向内、向下收敛。当人呼气时,周身之气趋向外散;吸气时,周身之气趋向内收。《医门法律·肺痈肺痿门》记载:"人身之气,禀命于肺,肺气清肃,则周身之气莫不服从而顺行。"临床上肺气失于宣降时,往往出现面目浮肿,这是肺失宣降而肺气上壅,津液不得宣肃所致。

综上所述,肺之所以能主一身之气,是因先后天之气皆聚于肺,肾中元气上达于肺,水谷精气上归于肺,自然之清气吸入于肺,三者相合,乃生成宗气,成为一身之气的源头。故肺主一身之气的功能正常,则各脏腑之气旺盛。反之,肺主一身之气的功能失常,则会影响宗气的生成和全身气机的升降出入,表现为少气不足以息、声低气怯、肢倦乏力等气虚之症候。

3.肺主一身之气与肺主呼吸之气的关系

肺主一身之气和呼吸之气,实际上都隶属于肺的呼吸功能。肺的呼吸调匀是气的生成和气机调畅的根本条件。如果肺的呼吸功能失常,势必影响宗气的生成和气的运动,那么肺主一身之气和呼吸之气的作用也就减弱了,甚则肺丧失了呼吸功能,清气不能入,浊气不能出,新陈代谢停止,人的生命活动也就终结了。所以说,肺主一身之气的作用,主要取决于肺的呼吸功能。但是,气的不足和升降出入运动异常,以及血液运行和津液的输布排泄异常,也可影响肺的呼吸运动,从而出现呼吸异常。

(二)肺主行水

肺主行水是指肺的宣发和肃降对体内水液输布、运行和排泄的疏通和调节作用。由于肺为华盖,其位最高,参与调节体内水液代谢,所以《血证论·肿胀》中说"肺为水之上源,肺气行则水行"。

人体内的水液代谢是由肺、脾、肾,以及小肠、大肠、膀胱等脏腑共同完成的。水液的运行需要气的推动,而气推动水液运行,取决于气机是否调畅。水液在被人体利用和代谢的整个过程中,逐步发生"气化"。由于肺为气之本,是肺提供了推动水液运行的动力;肺又主宣发肃降,对气及水液的运行方向发挥其特有的引导作用;肺对水液运行过程中的气化也有重要影响。总而言之,肺气提供了水液运行的动力,引导了水液运行的方向,影响着水液的气化过程。

肺主行水的生理功能是通过肺气的宣发和肃降来实现的。肺气宣发,一是使水液迅速向上、向外输布,布散全身,外达皮毛,"若雾露之溉",以充养、润泽、护卫各个组织器官;二是使经肺代谢后的水液,即被身体利用后的废水和剩余水分,通过呼吸、皮肤汗孔蒸发而排出体外。肺气肃降,使体内代谢后的水液不断地下行到肾,经肾和膀胱的气化作用,生成尿液而排出体外,保持小便的通利。这就是肺在调节水液代谢中的作用,也就是肺通调水道的生理功能。正如《素问·经脉别论》所说:"饮入于胃,游溢精气,上输于脾,脾气散精,上归于肺,通调水道,下输膀胱,水精四布,五经并行。"如果肺气宣降失常,失去行水的职能,水道不调,则会出现水液输布和排泄障碍,如痰饮、水肿等。

(三)肺朝百脉

朝,即聚会的意思;肺朝百脉,即指全身的血液都通过经脉而聚会于肺,通过肺的呼吸,进行气体交换,然后再输布至全身。因此,《素问·经脉别论》中说:"食气入胃,浊气归心,淫精于脉,脉气流经,经气归于肺,肺朝百脉,输精于皮毛。"

肺朝百脉高度概括了肺在血液生成、血液循环、血流状态、脉管运动等方面的调节作用,也是对肺与血、肺与脉、肺与心相互关系的高度概括。病理上,如果肺受到外邪侵袭或肺脏自病,均可影响肺朝百脉的生理功能,导致肺朝百脉不利。肺之生化无源,津血生成不足,则津血亏虚;肺调节血液循环失职,血循不畅或肺调节血脉、脉管失常,则血脉瘀阻;肺调节血液状态失司,血液不循常道,则血溢脉外。临床可出现唇甲发绀、舌下脉络瘀曲、颈脉怒张诸症,甚者心血瘀阻导致胸痛、胸闷、心悸、脉结代涩等证候。

(四)肺主治节

治节,即治理调节。肺主治节是指肺辅助心脏治理调节全身气、血、津液及脏腑生理功能的作用。心为君主之官,为五脏六腑之大主。肺为相傅之官而主治节。"肺与心皆居膈上,位高近君,犹之宰辅。"心为君主,肺为辅相。人体各脏腑组织之所以按照一定的规律活动,有赖于肺协助心来治理和调节,故曰"肺主气,气调则营卫脏腑无所不治",因此称肺为"相傅之官"。肺的治节作用,主要体现在 4 个方面。

1.治理调节呼吸运动

肺气的宣发与肃降作用协调,维持呼吸吐纳,均匀自如,使体内外气体交换通畅。

2.调理全身气机

通过呼吸运动,调节一身之气的升降出人,保持全身气机调畅。

3.治理调节血液的运行

通过肺朝百脉和气的升降出入运动,辅佐心脏,使心脏搏动均匀一致,并推动和调节血液的运行。

4.治理调节津液代谢

通过肺气的宣发与肃降,治理和调节全身水液的输布与排泄,使汗液、尿液等排泄有常。

因此,肺主治节,实际上是对肺主要生理功能的高度概括。

(五)肺主宣发肃降

宣谓宣发,宣通和发散之意。《医学实在易》说:"气通于肺脏,凡脏腑经络之气,皆肺气之所宣。"肃谓肃降,清肃下降之意。肺禀清虚之体,性主于降,以清肃下降为顺。肺宜清而宣降,其体清虚,其用宣降。宣发与肃降为肺气机升降出入运动的具体表现形式。肺位居上,既宣且降又以下降为主。肺气必须在清虚宣降的情况下,才能保持其主气、司呼吸、助心行血、通调水道等正常的生理功能。

1.肺主宣发

肺主宣发是指肺气向上升宣和向外布散的功能,其气机运动形式为升与出。其生理作用主要体现在3个方面。

(1)吸清呼浊:肺通过本身的气化作用,经肺的呼吸,吸入自然界的清气,呼出体内的浊气,司体内清浊的运化,排出痰浊,以保持呼吸道的清洁,有利于肺之呼吸。

(2)输布津液精微:肺将脾所转输的津液和水谷精微布散到全身,外达于皮毛,以温润、濡养五脏六腑、四肢百骸、肌腠皮毛。

(3)宣发卫气:肺借宣发卫气来调节腠理之开阖,并将代谢后的津液化为汗液,由汗孔排出体外。因此,若肺气失于宣散,则会出现呼吸不利、胸闷、咳嗽,以及鼻塞、喷嚏和无汗等症状。

2.肺主肃降

肺主肃降是指肺气清肃、下降的功能,其气机运动形式为降与入。其生理作用主要体现在4个方面。

(1)吸入清气:肺通过呼吸运动吸入自然界的清气。肺之宣发以呼出体内浊气,肺之肃降以吸入自然界的清气,以完成吸清呼浊、吐故纳新的作用。

(2)输布津液精微:肺将吸入的清气和由脾转输于肺的津液和水谷精微向下布散于全身,以供脏腑组织生理功能之需要。

(3)通调水道:肺为水之上源,肺气肃降则能通调水道,使水液代谢产物下输膀胱。

(4)清肃洁净:肺的形质是"虚如蜂窠",清轻肃净而不容异物。肺气肃降,则能肃清肺和呼吸道内的异物,以保持呼吸道的洁净。因此,肺气失于肃降,则会出现呼吸短促、喘促、咳痰等肺气上逆之候。

3.肺气宣发和肃降的关系

肺气的宣发和肃降,是相反相成的矛盾运动。二者在生理情况下,相互依存和相互制约;在病理情况下,则又常常相互影响。

没有正常的宣发,就不能有很好的肃降;没有正常的肃降,也会影响正常的宣发。只有宣发和肃降正常,气才能出能入,气道畅通,呼吸调匀,保持人体内外气体之交换,才能使各个脏腑组织得到气、血、津液的营养灌溉,又免除水湿痰浊停留之患,才能使肺气不致耗散太过,从而始终保持清肃的正常状态。

如果两者的功能失去协调,就会发生肺气失宣或肺失肃降的病变。前者以咳嗽为其特征,后者以喘促气逆为其特征。

三、肺的生理特性

(一)肺为华盖

盖即伞。华盖原指古代帝王的车盖。肺为华盖是指肺在体腔中位居最高,具有保护诸脏、抵御外邪的作用。肺位于胸腔,居五脏的最高位置,有覆盖诸脏的作用,肺又主一身之表,为脏腑之外卫,故称肺为华盖。肺为华盖,说明肺位高居,犹如伞盖保护位居其下的脏腑。肺为华盖是对肺在五脏中位居最高和保护脏腑、抵御外邪、统领一身之气作用的高度概括。

肺通过气管、喉、鼻直接与外界相通。因此,肺的生理功能最易受外界环境的影响。如自然界风、寒、暑、湿、燥、火"六淫"之邪侵袭人体,尤其是风寒邪气,多首先入肺而导致肺卫失宣、肺窍不利等病变,由于肺与皮毛相合,所以病变初期多见发热、恶寒、咳嗽、鼻塞等肺卫功能失调之症候。

(二)肺为娇脏

肺为娇脏是指肺脏清虚娇嫩而易受邪侵的特性。娇是娇嫩之意。肺为清虚之体,且居高位,为诸脏之华盖,百脉之所朝,外合皮毛,开窍于鼻,与天气直接相通。六淫外邪侵犯人体,不论是从口鼻而入,还是侵犯皮毛,皆易于犯肺而致病。他脏之寒热病变,也常波及于肺,又因肺叶娇嫩,不耐寒热,易受邪侵,所以无论外感还是内伤或是他脏病变,多易侵袭或累及肺而为病,发生咳嗽、气喘、咯血、失声、肺痨、肺痿等病证,因此称肺为"娇脏"。

1.不耐寒热

此处寒热,既指天时气候之寒热,又指体内阴阳之寒热。正常的寒热变化,肺尚能耐受,但稍有过度则肺即表现出难以耐受的反应。如寒太过,则肺卫不宣,腠理闭塞而无汗,肺气壅阻则喘咳;热太过,则肺叶被灼,清肃不行,肺气不宁,则气逆作咳,甚则肺络伤损而咯血。肺主呼吸通天气,因此一旦天气有寒暖变化或遇冰室火宅,寒热之气经呼吸而入肺,肺即为之所伤。

2.易为邪伤

肺不耐寒热,又最怕燥邪。因肺性喜润恶燥,故燥邪袭肺,易伤肺津,肺阴耗伤,宣降失职,干咳作矣。除寒热燥邪之外,其他诸邪亦易伤肺。如风邪侵入先伤肺,疠气毒雾吸入于肺,粉尘异物亦易伤肺。这些情形不只因肺体柔嫩、脆弱所致,还与肺的特殊解剖位置及生理功能密切相关。因肺为华盖,覆盖脏腑,保护其他脏腑,故邪气来袭,肺首当其冲。肺司呼吸,直通天气,邪气入肺,可无阻碍。六淫之邪从表入者,也先传之于肺,因在五脏中唯肺能主表。

(三)肺气与秋气相应

肺为清虚之体,性喜清润,与秋季气候清肃、空气明润相通应,故肺气在秋季最旺盛,秋季也多见肺的病变。肺气旺于秋,肺与秋季、西方、燥、金、白色、辛味等有内在的联系。如秋金之时,燥气当令,此时燥邪极易侵犯人体而耗伤肺之阴津,出现干咳、皮肤和口鼻干燥等症状;又如风寒束表,侵袭肺卫,出现恶寒发热、头项强痛、脉浮等外感表证时,用麻黄、桂枝等辛散解表之药,使肌表之邪从汗而解。

四、肺与形窍志液的关系

(一)肺在体合皮,其华在毛

皮毛包括皮肤、汗腺、毫毛等组织,是一身之表。它们依赖于卫气和津液的温养和润泽,具有防御外邪、调节津液代谢、调节体温和辅助呼吸的作用。肺与皮毛相合,是指肺与皮毛相互为用的关系。

1.肺对皮毛的作用

肺对皮毛的作用有两方面。

(1)肺气宣发,宣散卫气于皮毛,发挥卫气的温分肉、充皮肤、肥腠理、司开阖及防御外邪侵袭的作用。

(2)肺气宣发,输精于皮毛,即将津液和部分水谷之精向上、向外布散于全身皮毛肌腠以滋养之,使之红润光泽。因此《素问·五脏生成》说:"肺之合皮也,其荣毛也。"

若肺精亏、肺气虚,既可致卫表不固而见自汗或易感冒,又可因皮毛失濡而见枯槁不泽。而外邪侵袭皮毛,腠理闭塞,卫气郁滞的同时也常常影响肺,导致肺气不宣。

2.皮毛对肺的作用

皮毛对肺的作用有两方面。

(1)皮毛能宣散肺气,以调节呼吸。《黄帝内经》把汗孔称作"玄府",又叫"气门",是说汗孔不仅是排泄汗液之门户,而且也是随着肺的宣发和肃降进行体内外气体交换的部位。汗孔通过散气和闭气以调节体温,配合肺的呼吸运动。

(2)皮毛受邪,可内合于肺。若肺卫气虚,肌表不固,则常自汗出而呼吸微弱;如寒邪客表卫气被郁遏,毛窍闭塞,可见恶寒、发热、头身疼痛、无汗、脉紧而气喘等症,则表明病邪已伤及肺脏,影响了肺的呼吸功能。故治疗外感表证时,解表与宣肺常同时并用。

(二)肺开窍于鼻

鼻又名明堂,为肺之窍,是呼吸清浊之气出入的门户。鼻与嗅觉有关,也是外邪入侵之门户。

1.鼻是气体出入的门户

呼吸系统是由鼻、喉、气管及肺等器官共同组成的。其中,鼻、喉、气管及其分支构成气体出入于肺的通道,称为呼吸道。鼻为呼吸道的起始部,下连于喉,通过气管而直贯于肺,助肺而行呼吸,是气体出入之门户。故曰:"肺之呼吸全赖鼻孔,鼻之两孔为气出入之门,呼出浊气,吸入清气也。"

2.鼻主司嗅觉

鼻子辨别气味谓之嗅。鼻为司嗅之窍。鼻窍通利,则能知香臭。因肺气通于鼻,故鼻之嗅觉灵敏与否,与肺气通利与否有关。所以,肺的病变,可见鼻塞、鼻煽、流涕等症状。

3.鼻协助发音

喉上通于鼻,司气息出入而行呼吸,为肺之系。鼻具有行呼吸和发声音的功能。鼻与喉相通,同属肺系,故鼻有助喉以发声音的作用。

4.鼻是外邪入侵之门户

鼻与自然界直接相通,为外邪侵袭机体之门户。孔窍为外邪侵入人体的重要途径。鼻为肺窍,故鼻为外邪犯肺之门户。"温邪感触,气从口鼻直走膜原中道……至于春温夏热,鼻受气则肺受病。"(《眉寿堂方案选存·卷上》)"温邪上受,首先犯肺"(《外感温热篇》),"温邪中自口鼻,始而入肺"(《临证指南医案·卷五》),因此临床上可把鼻的异常表现作为推断肺脏病变的依据之一。

(三)肺在志为悲

关于肺之志,《黄帝内经》中有二说:一为肺之志为悲;一为肺之志为忧。《素问·阴阳应象大论》记载,"在脏为肺……在志为忧",但在论及五志相胜时指出"悲胜怒"。悲和忧的情志变化,虽略有不同,但其对人体生理活动的影响大致相同,因而忧和悲同属肺志,二者均属于非良性刺激的情绪反应,它们对于人体的主要影响是损伤肺中精气和影响肺的宣降运动,以致气行不利,进而导致肺气耗伤,如《素问·举痛论》曰:"悲则气消……悲则心系急,肺布叶举,而上焦不通,营卫不散,热气在中,故气消矣。"《灵枢·本神》记载:"愁忧者,气闭塞而不行。"如悲伤过度,可出现呼吸气短等肺气不足的现象。反之,在肺虚或肺的宣降运动失调时,机体对外来的非良性刺激的耐受性下降,易产生悲忧的情绪变化。

(四)肺在液为涕

涕即鼻涕,为鼻黏膜的分泌液,有润泽鼻窍的作用。鼻涕由肺精所化,由肺气的宣发作用布散于鼻窍,因此《素问·宣明五气》说:"五脏化液……肺为涕。"肺精、肺气的作用是否正常,也能从涕的变化中得以反映。如肺精、肺气充足,则鼻涕润泽鼻窍而不外流;寒邪袭肺,肺气失宣,肺之精津被寒邪所凝而不化,则鼻流清涕;肺热壅盛,则可见喘咳上气、流涕黄浊;燥邪犯肺,则又可见鼻干无涕而痛。

五、肺与其他脏腑的关系

(一)肺与心

从阴阳学说看,心肺同居胸中膈上,相对其他三脏而言,二者皆属于阳。从生理特性上看,心主血、肺主气,心肺之间的关系,主要是气血关系。

心肺两脏在生理上相互为用,在病理上相互影响。如肺气不足,肺失宣降可以影响心脏的行血功能,导致心血瘀阻的临床表现;反之如果心气不足、心阳不振也可以影响肺脏的宣发肃降功能,出现咳嗽气促等肺气上逆的临床表现。

(二)肺与脾

肺为主气之主,脾为生气之源;肺主通调水道,脾主运化水湿。肺气不足,脾气虚弱,子母相及,终致肺脾两虚。肺脾两虚又称肺脾气虚、脾肺气虚,是指肺气亏虚,脾气亦衰,肺失宣降,脾不健运的病理变化。肺脾两虚的病机特点是肺失宣降,脾失健运。其病变性质为寒、虚实夹杂。肺与脾的病理关系主要表现在气和水液代谢功能异常两方面。

1.生气不足

脾气虚弱,运化失常,水谷精微不得入肺以益气,导致肺气虚弱,出现食少、便溏、腹胀、少气懒言、咳喘痰多,甚则浮肿等脾虚肺弱(土不生金)之候;反之,久病咳喘,肺失宣降,影响及脾,脾因之而不能输布水谷精微,中焦失养,则肺气亦虚,而现咳喘痰多、体倦消瘦、纳呆腹胀等肺虚脾弱之候。所以,一般情况下,肺气久虚常用补脾的方法,使脾气健运,肺气便随之逐渐恢复,故有"扶脾即所以保肺"之说。

2.水津不化

脾失健运,水不化津,湿浊内生,聚为痰饮,贮存于肺,使肺失宣降,而出现咳嗽、喘息、痰鸣等症状。水液代谢,其标在肺,其本在脾。痰之动主于脾,痰之成贮于肺,故治应健脾燥湿,肃肺化痰。反之,肺气虚弱,失于宣降,不能通调水道以行水,导致水液代谢不利,水湿停聚,中阳受困,而出现水肿、倦息、腹胀、便溏等症状。

(三)肺与肝

肺主气,其性肃降;肝主疏泄,其性升发。因此,肺肝两脏关系到人体气机升降运动。其病理影响主要表现在气机升降失常和气血运行不畅两方面。

1.气机升降失常

肺与肝的气机失调,主要表现为肝火犯肺和肺燥伤肝两方面。

(1)肝火犯肺:是肝火炽盛,上逆犯肺,肺失肃降的病理变化。肝火犯肺的病机特点为木火刑金,肺失清肃,其病变性质为热、为实。肝火犯肺多因肝郁化火,逆乘于肺,灼津为痰,金不制木,肺失清肃所致,以咳嗽或咳血、胸胁灼痛,并伴见实火内炽之象为其临床特征。

(2)肺燥伤肝:是肺肃太过,肝气受制的病理变化。肺肃太过的病机特点为金旺乘木,清肃失司,其病变性质为热、为燥,以燥咳与胁痛并见为其主要临床表现。肺燥伤肝一般不以独立证候出现,多见于燥热伤肺之中,佐金平木法即为此而设。

2.气血运行不畅

人身气机调畅,则气血运行无阻,若肝肺气机升降的功能失调,导致气机阻滞,从而引起气滞血瘀的病理现象。

(四)肺与肾

肺为气之主,肾为气之根;肺为水之上源,肾为主水之脏;肺属金,肾属水,金水相生。故肺肾在病理上的关系主要表现在呼吸异常、水液代谢失调及阴液亏损3个方面。

1.呼吸异常

肾的精气不足,摄纳无权,气浮于上,或肺气虚损,久病伤及肾气,导致肾气虚衰,气失摄纳,呼吸之气不能归根,均可出现咳嗽喘促、呼多吸少,动则尤甚,腰酸膝软或汗出肢冷等肾不纳气之候。肺主呼气,肾主纳气,呼气太多,则呼为之长;纳气不足,则吸为之短,呼吸不调,则喘促自作。

2.水液代谢失调

肺失宣肃,通调水道失职,必累及于肾,而肾不主水,水邪泛滥,又可影响于肺,肺肾相互影响,导致水液代谢失调,发为水肿。

水邪袭表犯肺,肺气不得宣降,不能通调水道,下输膀胱,以致风遏水阻,风水相搏,流溢于肌肤,形成风水。风水为感受风邪而见全身浮肿的病证,而现发热恶寒、小便不利而浮肿等。风水不愈,亦可由肺及肾,继则出现水肿蔓延全身、腰痛、小便不利等症状。

肾阳虚衰,气化失司,关门不利,则可导致水湿停聚,则水泛为肿,甚则水寒射肺,使肺失宣降之性,不能行水,不仅水肿加剧,而且还表现出气短咳嗽、喘不得卧等水寒射肺之象。水寒射肺是肾阳亏虚,气化无力,水液泛滥,上逆犯肺,肺失宣降的病理变化。

3.阴液亏损

肺肾阴液,金水相生,肺阴受伤,久必下汲肾阴,导致肾阴亏损。反之,肾阴亏虚,阴虚火旺,上灼肺阴,使肺失清润。两者相互影响,最终形成肺肾阴虚。

肺肾阴虚是肺肾阴液亏虚,虚热内扰,甚则阴虚火旺,肺络灼伤,清肃失司的病理变化。肺肾阴虚的病机特点为虚热内扰,清肃失司,其病变性质为虚为热,常出现干咳、音哑、潮热盗汗、两颧发赤、腰膝酸软、男子遗精、女子经闭等肺肾阴虚火旺之症。在治疗上,不论是由肺及肾,还是由肾及肺,都需要肺肾同治,称为金水相生法,有金能生水、水能润金之妙。

(五)肺与大肠

肺与大肠相表里。肺与大肠在病理上的相互影响,表现为肺失宣降和大肠传导功能失调。

1.肺失清肃,传导受阻

肺热壅盛,灼伤津液,腑气不通而大便秘结,称为实热便秘。肺气虚弱,肃降无权,大肠传导无力,而大便艰涩,名为气虚便秘。若肺失肃降,津液不能下达,肠道失润,传导不利而大便不通,又为津枯便秘。在治疗上可辅以宣肺、补肺、润肺之品,常有助于便秘的解除。

2.传导失常,肺失宣降

大肠传导功能失常可导致肺气失于宣降。如大肠实热,腑气壅滞不通,会导致肺失宣肃,出现胸闷、咳喘、呼吸不利等。在治疗上,只要通其腑气,使大便通畅,则不治肺而喘自平。

(六)肺与胃

1.结构上相关

肺主气司呼吸,开窍于鼻,肺通过鼻腔与外界相通,鼻吸入清气通过咽喉到达肺。胃主受纳腐熟水谷,通过口腔与外界相通,饮食通过口、咽喉到达胃。口腔、鼻腔与咽喉相通,自古有咽喉为肺胃之门户之说。不同的是,肺是通过鼻腔与外界相连,而胃则是上连口腔下连幽门,所以肺是不断地吸清吐浊,必经咽喉;而胃则是不断地从贲门受纳、从幽门传化。肺胃在解剖位置上的联系为肺胃的生理病理的密切联系与影响奠定了物质基础。肺与胃通过经脉相互关联。"肺手太阴之脉,起于中焦,下络大肠,还循胃口,上膈属肺"表明肺胃两个脏腑通过经脉直接相联。

2.生理功能上相关

(1)气机调畅方面密切相关。肺为脏腑之华盖,主气司呼吸,自古"吸之则满,呼之则虚"的形象描述很好地反映了肺脏的生理功能,有节律地一吸一呼实现吸入清气、呼出浊气的气体交换,但肺气之宣发肃降却离不开脾胃的升清降浊功能,这是因为脾胃位居中焦,职司升降,脾气升则精散,胃气降则食熟,脾胃升降正常,人身气机升降出入正常,肝随脾升,胃从肺降,气机调和,藏纳于肾。

(2)宗气生成方面密切相关。中医学认为,宗气即积于胸中之气,是肺从自然界吸入的清气,和脾胃从饮食运化而成的水谷精气相互结合而成的

(3)水液代谢密切相关。肺主通调水道,脾主运化水湿,肾为主水之脏,而胃为六腑之一,为"水谷之海"。水饮精气入胃,上输于脾,脾精归肺,在肺的宣发、肃降作用下,津液经三焦而布散全身,代谢产物的部分经三焦下达而蓄藏于膀胱,最后排出体外,在津液的布散过程中,肺与胃起到重要作用。

第三节　呼吸系统耐药菌感染的病因、病机

一、常见病因

中医对疾病病因通常分为三大类,即外因、内因和不内外因,这3类因素在呼吸系统耐药菌感染中都能见到。而由于此病的特殊性,呼吸系统耐药菌感染多由外因而引发,可有内伤在先,也可仅由外邪致病。

(一)外因

1.疠气

疠气是一类具有强传染性的邪气,又称为疫气、疫毒、戾气、异

气、毒气等。疠气可以通过空气传播,从口鼻而入;也可通过饮食传入;也可因蚊虫叮咬而进入人体。疠气侵犯所致的疾病称为疫病、温病、瘟疫等。疠气的致病特点有以下几方面。

(1)传染性强。疠气可以通过各种方式进入人体,一般侵袭力很强,无论老少都易感染。

(2)发病急骤,病情危重。疠气是一种致病能力很强的邪气,一旦接触就会立即侵入人体,导致疾病发生,发病后变化迅速,防治稍有不妥就会直陷入血,使病势危笃。

(3)一种疠气,症状相似。因为一种气引起一种疫病,故当某一种疠气流行时其临床症状基本相似。

2.六淫

六淫是风、寒、暑、湿、燥、火六种外感病邪的统称。在正常情况下,风、寒、暑、湿、燥、火称为"六气",是自然界6种不同气候的正常变化。健康的人体对这些自然的变化有适应能力,所以六气不会致病。当气候变化异常,非其时而有其气,或六气太过与不及,加之人体抵抗力低下,不能适应外界气候的变化时,六气就成为伤害人体的"六淫"。

六淫致病特点有5个方面。①外感性:六淫由外而来,发病多侵犯肌表、皮毛,或自口鼻而入,或二者同时受邪,即所谓"外感六淫"。②季节性:六淫致病,多与季节气候有关,发生时令性常见病、多发病,如春季多风病、夏季多暑病、长夏多湿病、秋季多燥病、冬季多寒病等;有四季发病的规律,即各个季节中的主气。③地域性:六淫致病与生活、工作的区域环境密切相关,如西北多燥病、东北多寒病、江南多湿热为病,久居潮湿环境多湿病长期高温环境作业多燥热或火邪为病等。④兼邪性:六淫致病,既可单独袭人,又可两种以上同时侵犯人体发病,如风寒、寒湿、风寒湿等。⑤转化性:六淫致病,不仅能相互影响,而且其病证可在一定条件下相互转化,如寒邪入里,日久可化热等。

(1)风邪:自然界中的风是空气流动所形成的,因此把具有善动、轻扬、开泄等特点的致病因素称为风邪。

　　风邪具有以下致病特点:风为阳邪,其性开泄,易袭阳位;风邪具有轻扬、升散、向上、向外的特点。风性开泄是指风邪为害会使人腠理疏泄,汗液外漏。由于风性轻扬,有向上向外游行的特点,《素问·太阴阳明论》说:"伤于风者,上先受之"肺高居诸脏之上,号为华盖,故风邪犯人,多先由肺受。风性善行数变,"善行"是风邪变动不居、游走不定的特性。"数变"是因"善行"而致的必然结果,使风邪致病后变化多端,而且变化速度较快。再者风为百病之长,易于兼夹其他病邪,比如风兼寒而成风寒,风兼热而成风热,风兼湿而成风湿等。

　　(2)寒邪:自然界里具有寒冷特性的外邪称为寒邪。寒邪为病称为外寒病。

　　寒邪致病具有以下特性:①寒为阴邪,易伤阳气。寒邪侵犯后,人体以阳气来抵御,邪正相争,日久则伤及阳气。②寒性凝滞,凝滞即凝结,瘀滞不通。寒邪犯人常致经脉凝滞不通而出现疼痛等证候。③寒性收引。收引是收缩、牵引之意。寒性收引是指寒邪具有收缩、牵引样的特征,因此寒邪侵犯人体可表现为气机收引、肌腠闭塞、经脉收缩挛急的致病特点。肺合皮毛,寒邪多自外而犯皮毛,或从口鼻而入,其收引之性使肺气不舒,宣降不能,故感寒则玄府不开而无汗,肺失宣降而咳喘等。

　　(3)暑邪:夏季的特有邪气,其性火热。一般入伏以后,天气炎热,此种气候下产生的火热之邪称为暑邪,暑邪致病就是暑病,或称为中暑。

　　暑邪有以下致病特点:①暑为阳邪,其性炎热。暑是夏季的炎热邪气,因此暑邪侵犯人体会出现一派热性征象,如高热、面红目赤、心烦、小便短赤、脉洪大等症。②暑邪易伤津耗气。暑为阳邪,性善升散,再加上火热加之于人体,迫汗外泄,正所谓阳加之于阴谓之汗,汗出过多则伤津耗气。气伤则乏力困倦,少气无力;津伤则口干舌燥欲饮,小便短赤等。③暑易夹湿。这一特点和季节有关,夏季不仅炎热,而且多雨潮热,热蒸湿郁,湿热相参,故此,暑邪侵犯不仅可见发热汗出、口渴、烦躁,还有乏力、不欲食、恶心呕吐、大便不爽等。

(4)湿邪:自然界中的水湿有重浊、黏滞、趋下的特征,中医取象比类,凡具有以上特征的致病因素称为湿邪。

湿邪的致病特点有以下几方面:①湿为阴邪,易阻碍气机,损耗阳气。湿是水的变生物,其性属阴,所以湿为阴邪,湿邪留于人体,阻碍气机运行,气机受阻则症见胸膈满闷、脘腹胀痞不适。湿是阴邪,阴胜则病,所以湿邪易伤阳气。②湿性重浊,"重"即沉重、重着之意,所以湿邪致病的临床表现具有沉重的特点。如果湿邪袭表,可见周身困重、四肢倦怠、头重如裹。又如湿邪留滞关节,可见关节重着疼痛。"浊",即浑浊、污秽之意,指湿邪为病,其排泄物和分泌物等具有秽浊不清的特点,可见面垢、眵多;反映在下部则见小便浑浊不清、大便溏泻、下痢黏液脓血、妇女带下过多;反映在肌表,则可见湿疹、滋生秽浊等。③湿性黏滞。"黏"即黏腻,"滞"即停滞,表现在症状的黏滞性和病程绵长不易治愈。湿邪致病多可出现黏滞不爽的症状,如湿滞大肠,腑气不通,大便黏滞,便后不爽,欲罢不能;湿聚膀胱,气化不利,则小便涩滞不畅,舌苔厚腻。④湿性趋下,易袭阴位。湿有渗下的特性,湿邪致病也具有易伤及人体下部的特点。⑤湿浊所犯,多聚而为痰,肺为贮痰之器,痰阻肺中,则形成多种疾病,如哮喘、咳嗽等,一般在临床表现为咳痰,且痰多易咳。另外,痰留肺中,可变生他病,因为痰本身不仅是病理产物,而且是致病因素。

(5)燥邪:燥是秋天的主气,具有干燥伤津特征的致病因素称为燥邪。

燥邪的致病特点有以下几方面:①燥为阳邪,易伤津液。津被燥伤则出现一系干燥、涩滞的症状,如目睛干涩、口唇干燥、大便燥实难解、皮肤干裂等。②其邪易从口鼻而入,口鼻乃肺之门户也,因此,燥最易伤肺。肺为燥伤,则肺津首先受损,症见干咳少痰、口干舌燥甚或音哑声嘶、咳痰带血等。

(6)火邪:火即热,具有火热之性的致病因素称为火邪,一般多在夏季出现。

火邪的致病特点有以下几方面：①火为阳邪，其性炎上，所以易于侵犯人体的上部，外如头目，内如心肺。火邪上犯可见头痛目赤，鼻头红热，咽红而痛；火扰心肺则见心烦不安，肺热咳嗽，甚者狂乱神昏。叶天士曾说："温邪上受，首先犯肺。"说明肺对火热之邪易感。②火为阳邪，易伤津耗气。一般火热伤人会出现发热、面赤、口渴、溲黄便干、舌红、苔黄干燥、脉数等症状。火邪在内煎熬阴液，从而津伤阴损，出现一系列的干燥症状。③火易扰心神。五脏之中，心属火，邪火与心火相应，火入心包，则扰动心神，心神不安而心烦不眠甚或狂躁不安、神昏谵语等。④火邪易成疮痈。比如火热入肺且不能及时得解，则灼伤肺叶，热盛肉腐而成肺痈。

总之，肺为娇脏，不耐寒热，最怕燥邪，易为邪侵。六淫邪气是肺系疾病最常见的病因，外邪侵袭，或从口鼻而入，或从皮毛而受，肺卫受邪，肺气壅遏不宣，清肃之令失常，肺气出入升降失调，引起肺系疾患。

（二）内因

1.饮食不节

饮食不节是指饮食失宜、饥饱失常、饮食不洁或饮食偏嗜等。

（1）贪凉饮冷：此最易伤肺，《素问·咳论》说："其寒饮食入胃，从肺脉上至于肺则肺寒。"明确指出形寒饮冷而为肺伤咳嗽。

（2）饮食不洁、饥饱失常：此易伤脾胃，使脾胃受损，失于健运。一方面，脾气虚弱，不能资生肺气而致肺气虚，出现咳喘、短气、咳逆上气；另一方面，脾失健运而痰浊内生，上干于肺，壅阻肺系，肺失宣降，而致咳喘等证。

（3）嗜烟过酒：易助生湿热，酿生痰浊，阻于肺脏，易发肺病。

（4）其他：食鱼虾、螃蟹、毛笋、蘑菇等发物，可诱发咳喘等症；服食酸咸太过，可致哮证。如何梦瑶说："哮者……得之食味酸咸太过，渗透气管，淡人结聚，一遇风寒，气郁痰壅即发。

2.劳倦过度

劳力、劳神或房劳过度，伤及人体的正常生理，从而成为疾病生成的原因。

（1）劳力：是指过度使用体力，且不能及时休息。脾主四肢肌肉，所以劳力过度首先伤脾，脾运不健，生化乏源，不能有效地向肺上输精微物质，肺无以布则肌消皮稿、毛枯发落；另外，脾运不健则水液代谢能力低下，水湿不运则聚而成痰，痰贮肺中，则变生肺疾；再者，脾气被伤，日久肺气也因之受损，导致脾肺同病。

（2）劳神：是思虑过度、劳伤心神的简称。长期思虑劳神而积劳成疾，长思久虑，暗耗心血，损伤脾气，以致心脾两伤，肺失所养亦肺虚。

（3）房劳：是房事不节，纵欲过度，精伤肾亏。肾阳亏虚则肢冷怕寒，腰膝酸软；气虚则乏力懒言，肾不纳气，则气短不足以吸；肾阴亏虚则五心烦热，口干咽红，舌红苔少脉细数。

3.情志失调

（1）七情的基本概念：七情是喜、怒、忧、思、悲、恐、惊七种情志的变化。七情可根据五行的类象相比而归入五脏：喜与心相应，怒与肝相应，忧、悲与肺相应，思与脾相应，惊、恐与肾相应。

在正常情况下，七情是人体对外界所做出的七种不同的情志反映，一般不会导致疾病的发生。只有突然、强烈或长期的情志刺激，超过人体本身的生理活动调节范围，引起脏腑气血功能紊乱，才会导致疾病的发生，此时七情就成为致病因素。七情能否导致发病，除七情的强烈程度和持续时间外还与个体本身的耐受性有关。

（2）七情和脏腑气血的关系：脏腑和气血是七情活动的物质基础，如五脏与七情有着相对应的关系，这种关系是相互影响的。比如喜和心相应，就是说，过喜会伤心；反之，心气不足或心气涣散也可以喜笑不休。七情与气机也有相应的关系，可总结为喜则气缓，怒则气上，悲则气消，恐则气下，思则气结。

（3）七情的致病特点：①七情皆从心发，心藏神，主宰人体的生理活动，也主宰人体的心理活动，情志就是心理活动的具体表现。②直接伤及内脏：由于五脏是七情的生理基础，因此，七情太过直接伤及脏腑，而且有相对应的关系，比如过怒伤肝、过喜伤心、过思伤脾、过悲伤肺、过恐伤肾。

总之,情志刺激使人体脏腑功能失调,气机失于疏泄,肝失条达,肺气闭阻,可出现胸闷胸痛、嘴息咳嗽;如气郁化火,气火逆肺,肺失肃降,产生胸闷胁痛、烦躁易怒、气逆咳喘、咽中不爽等症状。

4.禀赋不足

先天禀赋是指子代出生以前在母体内所禀受的一切,包括父母生殖之精的质量、父母血缘关系所赋予的遗传性、父母生育的年龄,以及在母体内孕育过程中,母亲是否注意养胎。

先天禀赋是体质形成的基础,决定了人体体质的强弱,可影响人体对邪气的抵抗力。同时,体质因素决定着个体对某些病邪的易感性。如瘦人或阴虚之体,易患肺痨、咳嗽诸病;过敏体质是形成哮病、喘病的重要病因。

5.年老体虚

人到中年,脏腑功能低下,正气虚损,以肾为主,亦可伤脾。肾水不资肺金,脾土不生肺金,皆致肺弱致病,或见肺胀,或虚喘作矣。

6.病理产物

在疾病过程中形成的病理产物不能及时排出体外,可变成致病因素。病理产物形成的病因一般包括水湿痰饮和瘀血。

(1)水湿痰饮:是各种疾病所致的机体水液代谢障碍形成的病理产物。水湿痰饮都是阴邪,都从水变化而来。一般认为湿聚成水,积水成饮,饮凝成痰。因而就形质来说,浊稠为痰,清稀者为饮,更清者为水,而湿乃是水液弥散浸渍于人体组织中的状态,其形质不如痰饮和水明显。

水湿痰饮的致病特点有以下几点:①易阻碍气机,水饮聚于胸中则形成悬饮,阻滞气机则成胸中憋闷、气短干咳,或胸痛不适。肺为贮痰之器,痰的生成多在肺中留留,影响肺的宜发和肃降,导致多种疾病的发生。②致病广泛,变化多端。③病势缠绵,病程较长。④易扰神明。⑤多见滑腻舌苔。

(2)瘀血:是指血液停滞,不能正常循行。瘀血的形成可有以下几种形式。①气虚血瘀：气为血之帅，气行则血行，气虚无力推动则血液运行无力，凝滞不前，另外气对血还有固摄作用，可以保证血液在脉道中正常运行，气虚则不能固摄，血溢脉外，成离经之血，则亦成瘀血；②气滞血瘀：气行则血行，气滞则血凝，因此气机不畅，血滞成瘀；③寒凝血瘀：寒性收引凝滞，一使气机不伸，二使脉道收缩不畅，这两者都阻碍了血液的循行，血行不畅，瘀血从此而生；④血热成瘀：热邪易伤津耗气，血由津和营气化赤而成，津伤则血凝，气伤则动血无力，或邪热迫血溢出脉外，导致瘀血生成。此外，中医学还有"久病成瘀"的说法。

瘀血有以下致病特点：①表现为疼痛，所谓瘀滞不通，不通则痛；②瘀结日久形成肿块，且肿块固定不移；③瘀阻经络，血不能循经而行而成出血；④瘀血多表现为面色紫暗，口唇发绀，舌质紫暗或有瘀斑，舌下静脉迂曲，脉沉涩。

二、病机

(一)概念

呼吸系统耐药菌感染是随着抗菌药物的广泛应用才逐步显现的一类病症，本身在中医古典文献中并没有相关资料，但是现代中医学家并没有因此放弃对呼吸系统耐药菌感染的研究，并提出了不同的理论，来对呼吸系统耐药菌感染进行解释。

中医学对外感疾病有着独特的理论体系，卫气营血辨证、三焦辨证、六经辨证是中医指导热病的辨证方法。细菌侵犯肺，往往出现咳嗽，咳痰，发热，呼吸困难等呼吸系统症状。呼吸系统耐药菌感染主要症见咳嗽、咳痰、喘息、气短懒言、发热、汗出、胸闷、神疲乏力、纳呆、口渴、便秘为主，重症者可见壮热，神昏谵语，颜面潮红，烦躁不安，或四肢厥冷等症候群。这些临床表现可以从运用上述辨证方法予以归类。

呼吸系统耐药菌感染起病初期多为风热病邪侵袭，病位始于肺卫，正气亏虚、热毒炽盛、痰瘀互结则是其基本病机。随着病情进展，热闭心包，邪陷正脱，而致死亡。其发病以正气亏虚为本，以痰、热、瘀、毒为标,正气亏虚主要是气阴两虚,存在于卫气营血各阶段。在病变过程中,感受风热病邪是外因,机体正气亏虚是内因,痰瘀互结、热毒炽盛则是其主要的病理变化。

(二)特点

耐药菌易感人群主要集中在年老体弱的长期住院患者,呼吸系统耐药菌感染是老年体弱常见的呼吸系统感染性疾病,发病率随着年龄的增长而上升,基础病及并发症较多,临床表现多不典型,预后不理想。虽然不断开发新的抗菌药物投入到治疗呼吸系统耐药菌感染,但其病死率却没有明显下降。

在频繁使用过抗菌药物产生选择性压力是导致耐药菌株的出现及感染的主要原因的同时,机体免疫力、内环境的稳定性损害更是容易发生呼吸系统耐药菌感染的非常重要的决定性因素。根据《黄帝内经》"冬伤于寒,春必病温""夫精者,身之本也,故藏于精者,春不病温""正气存内,邪不可干;邪之所凑,其气必虚",以及伏邪"感六淫而不即病,过后方发"的致病特点,耐药菌感染的核心病机是正气亏虚,邪毒内伏。

1.正气亏虚

研究表明耐药菌的易感人群多为重症监护病房老年体弱及免疫功能低下,常见于大量应用激素、免疫抑制剂、大手术后、有免疫缺陷的患者,该类患者具有基础病多、病程长且重的特点,从中医角度来说这些易感人群都存在一个共同点——正气不足。

在正气不足情况下耐药菌伺机而作,如果机体始终正气充足,能够抗击邪气,或者机体内微生态平衡,那么就不会发病。就像健康人,本身会携带大量正常菌群,但不发病。另外重症监护病房的医护工作者的咽部和手基本都存在耐药菌,也并没有发病,更说明正气在耐药菌发病中的是起决定性因素的。

正所谓"有正气则生,无正气则亡",如果机体正气充足旺盛,邪气就不易入侵,或即使邪气入侵也不易致病,或即使致病也病浅而易愈;如若正气虚弱情况下遭受外邪乘袭,则新发外邪引动内伏邪毒,机体无力驱邪外出而立即发病,或不即发病,而是导致邪毒在机体内潜伏,伺机而作;另外伏邪匿于机体日久则化热化燥,暗耗人体气、血、阴、阳,会形成邪毒与正气互损的局面,造成恶性循环。

因此,正气亏虚这是呼吸系统感染发生的重要前提,肺、脾、肾三脏功能失调,在温热病过程中热邪熏蒸津液外泄,又易耗气伤阴,使正气损更甚。如遇寒温失常、气候突变,时行之与六气相合侵袭人体但机体状态不能使卫气应变调节,即可发病。《素问·评热病论》"邪之所凑,其气必虚",在发病过程中,热蒸津液,又易耗气伤阴,使正气亏虚更为严重。因此,正气亏虚是呼吸系统感染的内在基础条件。

2.热毒炽盛

风温肺热病是由风热毒邪犯肺,热壅肺气,肺失清肃所致的一种急性外感热病,病因为风热毒邪,即包括现代医学多种病原体,如细菌、病毒等。

疾病初起可见肺卫证候然后顺传于胃,引起阳明热邪炽盛;或可见病邪逆传心包进而扰动心神。当邪气蕴结不解,或为感邪过重所致之阳热亢极的征象就可发展成为热毒。通常风温肺热病的传变次序是卫气营血,而卫气营血传变规律在卫分辩证有风热犯肺,在气分证有肺胃热盛、痰热壅肺,至热毒侵入营血分,热煎灼营血成瘀,而毒瘀互结更加耗阴灼营,病邪侵犯心脑导致病势危重。所以在卫气营血的不同阶段,热毒之邪始终是最为关键的因素,热毒炽盛是共同病机。

3.痰瘀互结

温邪袭肺,热毒炽盛时,肺气失宣,血液运行也会受到影响。热与血搏,灼血成瘀;热伤血络、热蒸津液均致血瘀。而肺炎病理变化中热盛生毒,毒随热入,热毒愈炽,热灼津液,灼津成痰;毒热蕴肺,损伤络脉迫血妄行,毒瘀互结;津血同源,热毒内盛,耗伤气阴成瘀,使得热毒与痰瘀等病理产物交结。凝滞郁久化热,复生痰瘀热邪,邪热不去更伤气阴,如此恶性循环,变证百出,治疗难效。所以,痰瘀互结证是风温肺热病发生的必然产物。

(三)疾病类型

根据致病特点,呼吸系统耐药菌感染可分为 3 种。

(1)机体初发感染为耐药菌,但此时机体正气尚足,没有引起机体发病,但机体正气也无力消除,使得耐药菌成为条件致病菌,伏于体内,待到机体正气受损时发病,很多院内感染即是如此,特别是重症监护室患者的患者,此种情况可理解为感六淫而不即病,过后方发。

(2)机体初发感染为敏感菌,由于长期应用广谱抗菌药物诱导了细菌的耐药,出现耐药菌感染,即初感治不得法,而后仍复作。

(3)在抗菌药物应用过程中,杀灭或抑制了对该抗菌药物敏感的细菌,而使得对其不敏感的菌群繁殖生长起来,这样改变了机体整体微生态的原有平衡,最终导致微生物与人体、微生物与微生物关系紊乱而出现机体阴阳失衡。

以上 3 种情况,正如《伏邪新书》中指出的"感六淫而不即病,过后方发者总谓之曰伏邪,已发者而治不得法,病情隐伏,亦谓之曰伏邪;有初感治不得法,正气内伤,邪气内陷,暂时假愈,后仍复作者亦谓之伏邪;有已发治愈,而未能尽除病根,遗邪内伏后又复发亦谓之伏邪"。

三、传变规律

呼吸系统耐药菌感染患者多见于老年人或有复杂的基础疾病及并发症。此类患者脏腑功能已趋衰弱,正气抵御外邪能力下降,易感外邪长期住院诊治,频繁使用多种抗菌药物,所产生细菌对抗菌药物耐药,并且患病后更易呈现正虚邪盛的病理状态。

叶天士说"温邪上受,首先犯肺,逆传心包"。外感温热之邪多从口鼻而入,上焦肺卫受邪,故曰上受;肺为娇脏,喜清虚之气,不染芥尘,容易感受邪气;心包为心之宫墙,代心主令,温热之邪在上焦不解,煎熬津液,易逆传心营,故曰逆传心包。叶氏之言就点名了呼吸系统耐药菌感染的传变规律。

呼吸系统耐药菌感染起病初期可表现为风热犯肺的卫分证

候,也可以表现为热毒壅盛等气分证候,出现卫气同病的情况。临床表现常见微恶风寒、发热、汗出、咳嗽、咯白黏痰或黄痰、口干或口渴、乏力、气短、舌质红或暗红、苔黄、脉细数或滑数等。经初期的治疗,病程进入迁延期,临床表现以恶寒发热、汗出等卫分证的证候基本消失,多见咳嗽、咯痰、口干、口渴等气分证的表现,同时,多伴有乏力、气短、纳呆等正气不足的表现。恢复期,在热毒留恋气分,迁延不愈的一段时间后,经药物干预,病情进展到恢复期,主要以乏力、气短、纳差等表现为主,兼有咳嗽、咯少量痰等肺系证候。

总之,其证候以气分痰热证候最多见,正气亏虚中气阴两虚证候亦常见,且容易传变出现营分证候和正气脱陷证候。

第三章

呼吸系统耐药菌感染中医诊断

第一节 呼吸系统耐药菌感染的临床表现

一、临床症状

(一)咳嗽

咳嗽是指有气上升至喉咙,声道关闭,突然开放发出的一种"咳—咳"声音。耐药菌外袭肺位导致肺失宣降,肺气上逆。临床上首先应分辨咳声和痰的色、量、质变化,以及发病时间、病史及兼症等,以鉴别呼吸系统耐药菌感染的寒热虚实。

(1)咳声重浊沉闷,多属实证,多因寒痰湿浊停聚于肺。

(2)咳声轻清低微,多属虚证,多因久病耗伤肺气。

(3)咳声重浊,痰白清稀,鼻塞不通,多因风寒袭肺。

(4)咳嗽声高响亮,痰稠色黄,不易咯出,多属热证,多因热邪犯肺,灼伤肺津所致。

(5)咳嗽痰多,易于咯出,多因痰浊阻肺所致。

(6)干咳无痰或痰少而黏,不易咯出,多属燥邪犯肺或阴虚肺燥所致。

(二)发热

发热包括患者体温升高,或体温正常而患者自觉全身或局部(如手、足心)发热的感觉。与热相对应的是寒是指患者自觉怕冷的感觉。

65

寒与热的产生,主要取决于病邪的性质和机体阴阳的盛衰两方面。邪气致病者,由于寒为阴邪,其性清冷,故寒邪致病,怕冷症状突出;热为阳邪,其性炎热,故热邪致病,发热症状明显。机体阴阳失调时,阳盛则热,阴盛则寒,阴虚则热,阳虚则寒。由此可见,寒热是机体阴阳盛衰的反映,即寒为阴征,热为阳象。患者怕冷与发热的情况,可作为辨别病邪性质和机体阴阳盛衰的重要依据。

由于寒、热之间的相互关系,构成临床上常见的 4 种发热类型,即恶寒发热、但热不寒、寒热往来。

1.恶寒发热

恶寒发热是指患者恶寒与发热同时出现,是表证的特征性症状。古人有"有一分恶寒就有一分表证"的说法。其机制是外邪侵袭肌表,卫阳被遏,肌腠失于温煦,则恶寒;正气奋起抗邪,正邪交争,卫阳失于宣发,则郁而发热。邪正相争,恶寒与发热并见。

由于感受外邪性质的不同,寒热症状可有轻重的区别。临床上常见以下 3 种类型。

(1)恶寒重发热轻:指患者感觉怕冷明显,并有轻微发热的症状。由外感风寒之邪所致是风寒表证的特征。因寒为阴邪,其性收引,寒邪袭表,束表伤阳,肌腠闭塞,卫阳郁闭于内,肌表失于温煦,故恶寒明显而发热轻。

(2)发热重恶寒轻:指患者自觉发热较重,同时又有轻微怕冷的症状。由外感风热之邪所致,是风热表证的特征。因风热为阳邪,易致阳盛,阳盛则热,故发热明显;风热袭表,卫气功能失常,温煦失职,故同时有轻微恶寒。

(3)发热轻而恶风:指患者自觉有轻微发热,并有遇风觉冷、避之可缓的症状。由外感风邪所致,是伤风表证的特征。因风性开泄,肌腠疏松,卫阳外泄,阳气郁遏不甚,正邪交争不剧,故发热轻而恶风。有的患者只有恶风的感觉,无或尚无发热之感。一般为外感风邪,或为肺卫气虚,卫表不固所致。

恶风、恶寒二者名称虽异,但症状特征相同,皆属恶寒,只是轻重程度不同而已。故许多医家认为,在外感病中二者无本质区别。

外感表证的寒热轻重,不仅与感受病邪的性质有关,而且与感受病邪的轻重密切相关。一般情况下,病邪轻者,则恶寒发热俱轻;病邪重者,则恶寒发热俱重。同时,外感表证的寒热轻重,还常与机体正气与病邪的盛衰相关。一般情况下,正气、邪气俱盛,则恶寒发热俱重;病邪盛而正气衰,则恶寒重而发热轻。

外感病初期的表证阶段,有的患者虽然只有恶寒的感觉。并不觉得发热,但实际体温可能升高,随着病情的发展,患者很快就会伴有发热的感觉。因此,恶寒与发热并见是诊断表证的重要依据。特别是恶寒一症,为诊断表证所必须具备的症状。

2.但热不寒

但热不寒是指患者只觉发热,而无怕冷之感的症状。多因阳盛或阴虚所致,是里热证的特征。根据发热的轻重、时间、特点等,临床上常见以下 3 种类型。

(1)壮热。这是指高热(体温在 39 ℃以上)持续不退,不恶寒只发热的症状。常兼满面通红口渴、大汗出、脉洪大等症。多因风热内传,或风寒入里化热,正邪相搏,正盛邪实,阳热内盛,达于外所致,属里实热证。常见于伤寒阳明经证或温病气分证。

(2)潮热。这是指按时发热,或按时热势加重,如潮汐之有定时的症状。①阳明潮热:下午 3～5 时发热明显,且热势较高,也称为日潮热。兼见口渴饮冷、腹胀便秘等症。下午 3～5 时,阳明经气旺,因胃肠燥热内结,正邪斗争剧烈,故在此时热势加重。常见于伤寒之阳明腑实证。②阴虚潮热:午后和夜间有低热,兼见额红、盗汗、五心烦热(即胸中烦、手足心发热而喜就凉处)等;严重者,感觉有热自骨内向外透发者,称为骨蒸潮热,多属阴虚火旺所致。由于阴液亏虚,不能制阳,机体阳气偏亢。午后卫阳渐入于里,夜间卫阳行于里,使体内偏亢的阳气更盛,故见发热。③湿温潮热:午后热甚,兼见身热不扬(即肌肤初扪之不觉很热,但扪之稍久即感灼手)、头身困重等。因湿邪黏腻,湿遏热伏,故身热不扬;午后阳气盛,故午后发热明显。是湿热证特有的一种热型,常见于湿温病。

此外,午后或夜间发热,也可见于瘀血久积,郁而化热者;发热以夜间为甚者,称为身热夜甚,温病见之多为热入营分,耗伤营阴的表现。

(3)微热。这是指发热不高,体温一般在 38 ℃以下,或仅自觉发热的症状。发热时间一般较长病因、病机较为复杂。常见于温病后期和某些内伤杂病。①气虚发热:长期微热,劳累则甚,或仅面部发热而体温不高,兼倦怠疲乏、少气、自开等症。②里虚发热:长期低热,兼藏红、五心烦热等症。③气郁发热:每因情志不舒而时有微热,兼胸闷、急躁易怒等症,亦称郁热。④小儿夏季发热:小儿于夏季气候炎热时长期发热,兼有烦渴、多尿、无汗等症,至秋凉可自愈,多属气阴两虚发热。

3.寒热往来

寒热往来是指患者自觉恶寒与发热交替发作的症状,是正邪相争,互为进退的病理反映常见于伤寒病的少阳病,或温病的邪伏膜原,为邪在半表半里证的特征。

因外感病邪至半表半里阶段时,正邪相争,正胜则发热,邪胜则恶寒,故恶寒与发热交替发作,发无定时。如果患者恶寒战栗与高热交替发作,每日或 2~3 日发作 1 次,发有定时的症状,常见于疟疾。其特点是发作时先出现恶寒战栗,痛苦非常,伴有剧烈头痛,然后又出现发热较甚,热后大汗出,口渴引饮而热退。因疟邪侵入人体,潜伏于半表半里的部位,人与阴争则寒,出与阳争则热,故恶寒战栗与高热交替出现,休作有时。

此外,气郁化火及妇女热入血室等,也可出现寒热往来,似疟非疟,临床应当结合病史及其他兼症详细辨识。

寒热的证型多样,因此在询问寒热时,首先应询问患者有无怕冷或发热的症状,如有寒热的症状,必须询问怕冷与发热是否同时出现,还应注意询问寒热的新久、轻重程度、持续时间的长短,寒热出现有无时间或部位特点,寒热与体温的关系,寒热消长或缓解的条件,及其兼症等,以帮助呼吸系统耐药菌感染进行辨证论治。

(三)胸闷

胸闷是指患者自觉胸部痞塞满闷的症状。胸闷多与心、肺等脏气机不畅有关,寒热虚实等多种因素皆可出现胸闷的症状。

(1)胸闷,心悸气短,多因心气虚或心阳不足所致。

(2)胸闷,咳喘痰多,多因痰饮停肺所致。

(3)胸闷,壮热,鼻翼扇动,多因热邪或痰热壅肺所致。

(4)胸闷气喘,畏寒肢冷,多因寒邪客肺所致。

(5)胸闷气喘,少气不足以息,多因肺气虚或肺肾气虚所致。

(6)气管或支气管异物、气胸及肝气郁结等,均可导致胸闷。

(四)食欲减退

食欲是指进食的要求和对进食的欣快感,食量是指实际的进食量。胃主受纳、腐熟水谷,脾主运化,二者共同完成饮食物的消化吸收,以保证脏腑功能活动所需,故饮食与脾胃的关系非常密切。而脾胃与肺关系密切,患者出现食欲减退时应仔细询问。患者食欲与食量的改变也预示着疾病的预后转归。

1.纳呆

这是指患者进食的欲望减退,甚至不想进食的症状,常伴食量的减少。食欲减退多由脾胃亏虚,或湿邪困阻脾胃所致。此外,外感疾病,病邪干扰胃气,脾胃升降失职,也可见食欲减退。

(1)若患者纳呆食少,兼见形体消瘦,面色淡白或萎黄,腹胀便溏,疲倦乏力,舌淡,脉虚者,属脾胃气虚。因脾胃亏虚,受纳、运化功能减退所致。

(2)患者纳呆腹胀,胸闷恶心,呕吐泄泻,头身困重,苔腻,脉滑或濡缓者,属湿邪困脾。因湿邪内阻,脾胃运化障碍所致。

(3)患者不欲饮食,兼见寒热往来,胸胁苦满,神情默默,口苦咽干,目眩者,属少阳病。因邪入少阳,经气失疏,影响脾胃运化所致。

2.厌食

厌食指厌恶食物,食欲大减,甚至恶闻饮食之味,多由食滞、湿邪困阻脾胃所致。患者厌食腹胀,脘闷欲呕,嗳腐食臭,舌苔厚腻,脉滑者,为食滞胃脘。多因暴饮暴食,损伤脾胃,致使脾胃的腐熟、运化功能失职所致。

(1)患者厌食油腻,脘闷腹胀,泛恶欲呕,便溏不爽,肢体困重者,为湿热蕴脾。湿热中阻,胃失和降,胃气上逆所致。

(2)患者厌油腻饮食,身目发黄,胁肋胀痛,口苦咽干,为肝胆湿热。因湿热内蕴肝胆,肝失疏泄,影响脾胃所致。

3.饥不欲食

饥不欲食是指患者虽有饥饿的感觉但不欲进食,或进食不多的症状,见于胃阴虚证。常伴胃脘部嘈杂,嗳气,干呕,呃逆,咽干口燥等症状。因阴虚虚火内扰于胃,故胃中有饥饿感;但胃虚受纳功能减退,故不欲食。

4.胃脘嘈杂

胃脘嘈杂指胃中空虚,似饥非饥,似痛非痛,热辣不宁者。常伴有情绪抑郁,胸胁胀满,嗳腐吞酸等,提示患者兼有肝气不舒,以致郁久化热,肝火横逆,克伐胃腑。

5.饮食偏嗜

在疾病过程中,根据患者对饮食寒热的喜好不同,可帮助了解病性之寒热,如喜食温热者多属寒证,喜食寒凉者多属热证。

在疾病的过程中,观察患者食欲与食量的变化也可测知病情的进退。若患者食欲逐渐减退,食量渐少,日渐消瘦者,提示疾病加重。反之,久病患者,食欲逐渐好转,食量渐增,精神转好者,表示胃气渐复,预后较好。若危重患者,本来毫无食欲,突然索食,食量大增,称为除中,是假神的表现之一,因胃气败绝所致。

(五)咳痰

痰是从肺和气道排出的病理性黏液。观察痰的色、质、量,可以判断脏腑的病变和病邪的性质。

1.寒痰

痰白质清稀者,多属寒痰。因寒邪阻肺,津凝不化,聚而为痰,或脾阳不足,湿聚为痰,上犯于肺所致。

2.热痰

痰黄质黏稠,甚则结块者,多属热痰。因邪热犯肺,煎津为痰,痰聚于肺所致。

3.燥痰

痰少而质黏,难于咯出者,多属燥痰。因燥邪犯肺,耗伤肺津,或肺阴虚津亏,清肃失职所致。

4.湿痰

痰白质滑量多,易于咯出者,多属湿痰。因脾失健运,水湿内停,湿聚为痰,上犯于肺所致。

5.痰中带血

痰中带血,色鲜红者,称为咯血。常见于呼吸系统重症,多因肺阴亏虚和肝火犯肺,火热灼伤肺络,或痰热、邪毒壅阻,肺络受损所致。

6.脓血痰

咯吐脓血痰,味腥臭者,为肺痈,是热毒蕴肺,肉腐成脓所致。

(六)喘息

诊察患者呼吸的快慢、是否均匀通畅,以及气息的强弱粗细、呼吸音的清浊等有助于判断患者疾病分期及轻重。一般有病而呼吸正常,是形病气未病;呼吸异常,是形气俱病。呼吸气粗,疾出疾入者,多属实证;呼吸气微,徐出徐入者,多属虚证。

1.喘

喘是指呼吸困难、短促急迫,甚至张口抬肩,鼻翼扇动,难以平卧。其发病多与肺、肾等脏腑有关,临床有虚实之分。

(1)发作急骤,呼吸深长,声高息粗,惟以呼出为快,形体强壮,脉实有力者,为实喘。多为风寒袭肺或痰热壅肺、痰饮停肺,肺失清肃,肺气上逆或水气凌心射肺所致。

(2)发病缓慢,声低气怯,息短不续,动则喘甚,惟以深吸为快,形体羸弱,脉虚无力者,为虚喘。多为肺气不足,肺肾亏虚,气失摄纳所致。

2.哮

哮是指呼吸急促似喘，喉间有哮鸣音，常反复发作，缠绵难愈。多因痰饮内伏，复感外邪而诱发；也可因久居寒湿之地，或过食酸、咸、生冷等而诱发。

喘不兼哮，但哮必兼喘。喘以气息急迫、呼吸困难为主；哮以喉间哮鸣声为特征。临床上哮与喘常同时出现，所以常并称为哮喘。

3.短气

短气是指呼吸气急短促，气短不足以息，数而不相接续，似喘而不抬肩，喉中无痰鸣音。短气有虚实之别，虚证短气，兼有形瘦神疲，声低息微等，多因体质虚弱或元气亏损所致；实证短气，常兼有呼吸声粗，或胸部窒闷，或胸腹胀满等，多因痰饮、胃肠积滞、气滞或瘀阻所致。

4.少气

少气是指呼吸微弱而声低，气少不足以息，言语无力。少气又称气微，主诸虚劳损，多因久病体虚或肺肾气虚所致。

5.鼻鼾

鼻鼾是指熟睡或昏迷时鼻喉发出的一种声响，是气道不利所发出的异常呼吸声熟睡有鼾声，但又无其他明显症状者，多因慢性鼻病，或睡姿不当所致，老年人及体胖多痰者较常见。若昏睡不醒或神识昏迷而鼾声不断者，多属高热神昏，或中风入脏之危候。

二、舌象

舌与脏腑主要是通过经络构成联系，肺系上达咽喉，与舌根相连。其他脏腑组织，由经络沟通，也直接或间接与舌产生联系，因而脏腑一旦发生病变，舌象也会出现相应的变化。

舌可以作为观察体内脏腑气血盛衰变化的窗口。同时，舌为血脉丰富的肌性器官，有赖气血的濡养和津液的滋润。舌体的形质和舌色，与气血的盛衰和运行状态有关；舌苔和舌体的润燥与津液的盈亏有关。所以通过观察舌体的润燥，可判断体内津液的盈亏及病邪性质的寒热。

舌诊的内容主要包括望舌质和望舌苔两方面。舌质,即舌体,是舌的肌肉脉络组织,为脏腑气血之所荣。望舌质包括舌的神、色、形、态四方面,以察脏腑的虚实,气血的盛衰。舌苔是指舌面上附着的一层苔状物,是胃气上蒸所生。望舌苔包括诊察苔质和苔色两方面,以察病位的浅深、病邪的性质、邪正的消长。舌诊时,必须全面观察舌质与舌苔,综合分析,才能做出正确诊断。

(一)舌质

1.淡红舌

(1)舌象特征:舌色淡红润泽。

(2)临床意义:外感病见之,多属表证;内伤杂病见之,多病轻。

(3)机制分析:红为血之色,明润光泽为胃气之华。淡红舌则说明心血充足、胃气旺盛。健康之人,气血调和,故舌见淡红。

外感表证初起,病情轻浅,邪尚未伤及气血、脏腑,故舌色仍见淡红。内伤杂病中,若舌色淡红明润,表明阴阳平和,气血未损,病情尚轻,或为疾病转愈之佳兆。

2.红舌

(1)舌象特征:比正常舌色红,或呈鲜红色。

(2)临床意义:主热证。舌鲜红而起芒刺,或兼黄厚苔,多属实热证。鲜红而少苔,或有裂纹,或红光无苔,为虚热证。

(3)机制分析:由于血得热则循行加速,舌体脉络充盈,故舌质鲜红。若阴液亏乏,虚火上炎,而舌失津液滋润,故舌色鲜红而少苔,或有裂纹。

3.暗红舌

(1)舌象特征:较红舌颜色更深,或略带暗红色。

(2)临床意义:主热盛证。或热入营血,气血沸涌,耗伤营阴,血液浓缩;或虚火旺盛,上炎于舌络,血络充盈。

(3)机制分析:舌绛有苔,多属温热病热入营血,或脏腑内热炽盛。绛色愈深,热邪愈甚。舌绛少苔或无苔,或有裂纹,多属久病阴虚火旺,或热病后期阴液耗损。

4.淡紫舌

(1)舌象特征:舌淡而泛现青紫者,为淡紫舌。

(2)临床意义:主气血瘀滞。

(3)机制分析:由于气血运行不畅,故舌见青紫。多由淡白舌或红绛舌发展而成,故其主病即是在淡白舌或红绛舌基础上出现气血运行不畅的病理改变。

全舌青紫者,其病多是全身性血行瘀滞;舌有紫色斑点者,可能是瘀血阻滞于某局部,或局部血络损伤所致。

舌色淡红中泛现青紫者,多因肺气壅滞,或气虚无力推动血液运行,血流缓慢所致。

舌淡紫而湿润者,可由阴寒内盛,阳气被遏,血行凝滞,阳气虚衰,气血运行不畅,血脉瘀滞所致。

(二)舌苔

1.少苔

(1)舌象特征:少苔又称薄苔,即透过舌苔能隐隐见到舌质。

(2)临床意义:主要反映邪正的盛衰和邪气的深浅。薄苔,多见于疾病初起,病邪在表。

(3)机制分析:舌苔薄白而均匀,或中部稍厚,干湿适中,此为正常舌苔,提示胃有生发之气。若在病中,说明病情轻浅,未伤胃气。

2.黄苔

(1)舌象特征:舌苔呈现黄色。根据苔黄的程度,有浅黄、深黄和焦黄之分。浅黄苔呈淡黄色,多由薄白苔转化而来;深黄苔色黄而深浓;焦黄苔是深黄色中夹有灰黑色苔。黄苔多分布于舌中,也可布满全舌。黄苔常与红绛舌同时出现,是呼吸系统耐药菌感染较常见的舌象。

(2)临床意义:主热证、里证。

(3)机制分析:邪热熏灼于舌,故苔呈黄色。一般情况下,苔色愈黄,说明热邪愈甚,浅黄苔为热轻,深黄苔为热重,焦黄苔为热结。

舌苔由白转黄,或黄白相兼,多为外感表证处于化热入里,表里相兼阶段。

薄黄苔提示热势轻浅,多见于风热表证,或风寒化热入里之初。

苔淡黄而润滑多津者,称为黄滑苔,多为寒湿、痰饮聚久化热;或为气血亏虚,复感湿热之邪所致。

苔黄而干燥,甚至苔干而硬,颗粒粗大,扪之糙手者,称为黄糙苔;苔黄而干涩,中有裂纹如花瓣状,称为黄瓣苔;黄黑相兼而干焦,称为焦黄苔。以上诸苔均主邪热伤津,燥结腑实之证。

黄苔而质腻者,称为黄腻苔,主湿热或痰热内蕴。

3.白苔

(1)舌象特征:舌面上所附着的苔垢呈现白色。白苔有厚薄之分。苔白而薄,透过舌苔可看到舌体者,是薄白苔;苔白而厚,舌体被遮盖而无法透见者,是厚白苔。

(2)临床意义:主表证。

(3)机制分析:白苔为舌苔之本色,是最常见的苔色,其他苔色均可由白苔转化而成。

苔薄白而润,可为正常舌象,或表证初起,或里证病轻,或阳虚内寒。苔薄白而滑,多为外感寒湿。

苔薄白而干,多由外感风热或凉燥所致。

4.腻苔

(1)舌象特征:苔质颗粒细腻致密,融合成片,如涂有油腻之状,紧贴舌面,揩之不去,刮之不脱,称为腻苔。

(2)临床意义:主痰浊。

(3)机制分析:腻苔多由湿浊内蕴,阳气被遏,湿浊痰饮停聚舌面所致。

舌苔厚腻,多为湿浊、痰饮;舌苔白腻不燥,自觉胸闷,多为脾虚湿困,阻滞气机;舌苔白腻而滑者,为痰浊、寒湿内阻,阳气被遏,气机阻滞;舌苔黄腻而厚,为痰热、湿热、暑湿等邪内蕴,腑气不畅。

5.燥苔

(1)舌象特征:舌苔干燥,望之干枯,扪之无津,甚则舌苔干裂,称为燥苔。

(2)临床意义:主要反映津液的盈亏和输布情况。

(3)机制分析:燥苔提示体内津液已伤。如邪热炽盛,大汗、吐泻后,或过服温燥药物等,导致津液不足,舌苔失于濡润而干燥。亦有因痰饮、瘀血内阻,阳气被遏,津液输布障碍而不能上承舌面而见燥苔。

三、脉象

脉诊又称切脉、按脉、持脉、把脉、候脉、摸脉等,是医者运用手指对患者身体某些特部位的浅表动脉进行切按,体验脉动应指的形象,以了解身体状况。脉诊有着悠久的历史,在长期的实践中,脉诊得到了历代医家的普遍重视,其理论和临床应用也不断得以发展和完善,成为中医学最具特色的诊断方法之一。

脉象是手指感觉脉搏跳动的形象,或称为脉动应指的形象。中医学认为,人体的血脉贯通全身,内连脏腑,外达肌表,心主血脉,脉为血府,心的阳气推动气血运行于脉管中,周流全身,如环无端,周而复始。因此,脉象能够反映全身脏腑功能、气血、阴阳的综合信息。脉象的产生,与心脏的搏动、心气的盛衰、脉管的通利和气血的盈亏及各脏腑的协调作用直接有关。

诊脉的部位历史上有多种认识。《素问·三部九候论》有三部九候诊法;《灵枢·终始》提出人迎寸口相参合的诊法;《素问·五脏别论》有独取寸口可以诊察全身状况的论述。东汉张仲景借鉴人迎、寸口脉相比较的方法,在《伤寒杂病论》中常用人迎、寸口、跌阳或太溪的诊法。独取寸口的理论,经《难经》的阐述,到西晋王叔和的《脉经》,不仅理论已趋完善,方法亦已确立,从而得到推广运用,直至现在仍是中医临床重要诊查方法之一(图3-1)。

(一)滑脉

(1)脉象特征:脉搏形态应指圆滑如珠,其搏动极其流利,往来之间有一种由尺部向寸部回旋滚动的感觉,可以理解为流利脉。

(2)临床意义:多见于痰湿、实热等病证。

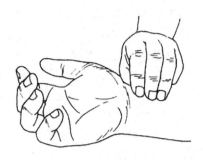

图 3-1 诊寸口脉

（3）机制分析：痰湿留聚，食积饮停，皆为阴邪内盛，实邪壅盛于内，气实血涌，故脉见圆滑流利而无滞碍。火热之邪波及血分，血行加速，则脉来亦滑，但必兼数。

（二）涩脉

（1）脉象特征：脉形较细，其搏动往来迟滞艰涩，极不流利，脉律与脉力不匀，呈三五不调之状。滑伯仁喻为"如轻刀刮竹"，可理解为不流利脉。

（2）临床意义：多见于气滞、血瘀、痰食内停和精伤、血少。

（3）机制分析：气滞、血瘀、痰浊等邪气内停，阻滞脉道，气机不畅，血行壅滞，以致脉气往来艰涩，此系实邪内盛，正气未衰，故脉涩而有力。精血亏少，津液耗伤，不能充养脉道，久而脉失濡润，气血运行不畅，以致脉气往来艰涩而无力。总之，脉涩而有力者，为实证；脉涩而无力者，为虚证。

（三）数脉

（1）脉象特征：脉率较正常为快，脉搏 90～120 次/分。

（2）临床意义：多见于热证，亦见于里虚证。

（3）机制分析：数脉是热证的主脉。实热内盛或外感病邪热亢盛，正气不衰，邪正相争，气血受邪热鼓动而运行加速，则见数而有力，往往热势越高，脉搏越快。病久阴虚，虚热内生也可使气血运行加快，且因阴虚不能充盈脉道而致脉体细小，故阴虚者可见脉细数无力。

数脉还可见于气血不足的虚证,尤其是心气血虚证。心主血脉,主要依赖于心气的推动。若人体气血亏虚,为满足身体各脏腑、组织、器官生理功能的需要,心气勉其力而行之,则表现为心动变快而脉动加速、脉率增快,但必数而无力。若为阳虚阴盛,逼阳上浮,或为精血亏甚,无以敛阳,而致阳气外越,亦可见数而无力之脉。

总之,数脉主病较广,表里、寒热、虚实皆可见之,不可概作热论。

四、既往病史

(1)对感染性疾病的病程时间长、住院时间长、病情持续加重或好转后再次出现加重的情况应考虑是否存在多重耐药菌感染。

(2)对外科手术部位感染、医院获得性肺炎、导管相关血流感染等患者应考虑是否存在多重耐药菌感染。

(3)对感染性疾病患者经验应用抗菌药物治疗,但感染症状体征不见好转或好转后再次加重的情况应考虑是否存在多重耐药菌感染。

(4)对患者曾经在重症监护室住院治疗,接受过呼吸机、动静脉插管、气管插管、尿道插管、手术等治疗的情况,应考虑是否存在多重耐药菌的感染或定植。

第二节　呼吸系统耐药菌感染的病原学诊断

一、标本的采集方法

(一)咳痰标本

在鉴定下呼吸系统感染病原体时,咳出的痰液(简称咳痰)标本虽然应用最早而且目前仍然十分广泛,但也是最受争议的微生物学标本。

1.指征

凡有痰液的呼吸系统感染患者均可采集此类标本进行涂片(革

兰染色等)和培养检查。可用于普通细菌、分枝杆菌、真菌和军团菌的检测,但不适于检测厌氧菌。

2.方法

为提高实验室诊断的准确性,建议在抗菌药物应用前采集痰标本,并且在采集标本的过程中要有专业人员指导。

在获取标本前,应该摘去牙托,清洁口腔如刷牙和漱口。无痰或量极少者可用3%～5%氯化钠溶液5 mL雾化吸入约5分钟进行导痰。氯化钠浓度过高,患者常常不能耐受。气道高反应如哮喘患者,则不宜采用此法,可采用物理疗法、体位引流、鼻导管抽吸等方法获取痰液。除部分呼吸道病毒和新生儿沙眼衣原体外,从咽后壁或鼻咽部采集的痰液进行病原学检测常无意义。

3.细胞学筛选

对大多数细菌性肺炎的痰标本应做痰细胞学镜检,确定其受上呼吸道菌群污染的严重程度,根据镜检结果决定是否继续进行标本培养。由于咳痰极易受到口咽部定植菌污染,分离到的细菌往往不能真正代表下呼吸道感染的病原菌。为减少污染,痰培养前需做标本质量评估,即细胞学筛选。

虽然部分痰标本通过肉眼观察其外观如黏液和脓性成分,只能大致了解受检标本的质量。痰涂片细胞学检查判断标本受污染程度则是一种较为可靠的方法。对于要求细菌培养的痰标本都要常规涂片革兰染色,明确唾液对标本的污染程度和有无必要做细菌培养。

4.注意事项

(1)标本采集后1～2小时必须立即进行实验室处理,室温下延搁会降低肺炎链球菌、流感嗜血杆菌等寄养菌的分离率;而定植于上呼吸道的非致病菌及许多条件致病菌,如铜绿假单胞菌等革兰阴性杆菌,则会过度生长。

(2)对于普通细菌肺炎痰标本应每天送检1次,连续2～3天。不建议24小时内多次采集痰标本送检,除非痰液外观性状出现改变。怀疑分枝杆菌感染者,应连续收集3天清晨痰液送检。

(3)所有标本应置于适当的容器,并在申请单上提供必要的信息,如标本采集日期和时间,申请特殊染色,以及培养类型如细菌、分枝杆菌和真菌等。

(二)经气管穿刺吸引物标本

经气管穿刺吸引技术创立于 1959 年,由于可以采集到不受上呼吸道正常菌群污染的下呼吸道标本,曾较广泛推荐应用于下呼吸道细菌性感染的病原学诊断。

1.指征

下呼吸道普通细菌、厌氧菌感染的诊断与鉴别诊断。

2.禁忌证

严重咯血、出血量大、患者不能配合、严重低氧血症和近期使用过抗菌药物,以上所列都是相对禁忌证。但常规指南,要求患者血小板计数$\geq 100 \times 10^9 / L$,凝血酶原时间不少于对照组的 60%,其他出血参数无严重障碍,动脉氧分压> 8 kPa(60 mmHg)。儿童气管直径小,而且不合作,也列为禁忌。

3.方法

患者仰卧位,颈部后伸。呼吸困难和低氧患者应给予鼻导管吸氧。于甲状软骨下缘和环状软骨之间可触摸到的切迹处皮肤,消毒后,用含有肾上腺素的 2%利多卡因局部浸润麻醉,有助于止血。用带有 20~30 cm 长度聚乙烯管和 14 号钢针的静脉内插管装置穿透环甲膜(为顺利进行,可先在局部皮肤切一小口),并使针孔斜面向上,钢针向前进几毫米就进入气管,千万不要损伤气管后壁。保持钢针一定倾斜度,使导管从尾部插入到气管中去。将导管尽量向下送入气管,进至隆突水平,退出钢针。用 20~30 cm 注射器连接导管抽吸下呼吸道分泌物。

向呼吸道内注入不含抑菌剂的生理盐水,虽可有利于标本的采集,但应尽量避免,因为这会稀释标本,使细菌的半定量培养失去意义。送检的标本只需数滴分泌物,可置于注射器、厌氧运送瓶或收集器中送入实验室快速处理。

导管拔除后,应在钢针穿刺部位加压数分钟。

4.并发症

(1)穿刺部位的损伤,如局部出血、气管后壁刺伤、皮肤或气管旁脓肿、可延至面部或纵隔的皮下气肿,甚至导致气胸。

(2)低氧血症或由于导管在下呼吸道引发阵发性咳嗽而导致的严重咯血,肺部有出血灶的患者较为常见。

(3)血管迷走反射,当并发低氧血症,可导致心律失常、低血压和心肌缺血。术中监护提示心脏并发症时,可使用阿托品。致死等严重并发症也有报道。

(三)经胸壁针刺吸引标本

经胸壁针刺吸引是在 19 世纪后期形成的最初用于诊断肺部可疑恶性肿瘤。20 世纪 30 年代,由于微生物学研究的发展而得以普及。当时,临床上要求对肺炎链球菌进行分型以指导抗血清治疗,但后来抗菌药物的应用使这种精确的微生物诊断要求大大缩减。

在近 30 多年来,经胸壁针刺吸引技术又引发了专家们的兴趣,主要原因在于依靠它可以使一些恶性肿瘤得以确诊。而对于感染性疾病,只是偶尔用来诊断一些原因不明的肺癌(尤其在儿童)和免疫缺陷患者的肺或贴近胸壁的肿块病灶的标本采集。

1.指征

经胸壁针刺吸引标本可用于检测由需氧或厌氧细菌分枝杆菌病毒真菌军团菌和寄生虫等引起的感染。其特点在于获得的标本还可用于细胞病理学或组织学检查,有助于非感染性疾病的诊断。

(1)进行性恶化的不明原因肺部感染或疗效不佳的肺部感染,而且仅靠非侵入性检查不能明确诊断者。

(2)非感染性疾病(如肿瘤等)可疑者,同时又不能排除感染性疾病者。

2.禁忌证

(1)绝对禁忌证包括不可逆出血体质、肺大疱、接受机械通气的呼吸衰竭患者、可疑血管损害、疑似刺球蚴病、对侧肺切除者。

(2)相对禁忌证包括患者不能配合、顽固性咳嗽、肺功能储备有限、肺动脉高压和大血管周围病变等。

3.方法

根据胸部 X 线检查,对小结节病灶或靠近心脏大血管的浸润灶定位,将细针刺入受累区域。对弥散性肺病患者,腋中线是通常选用的穿刺部位。操作最好在电透定位下进行,对于过小的病灶也有采用计算机体层显像引导方法。

针吸方法:①在穿刺和退针时连续抽吸;②只在退针时抽吸;③在"来回"运动中施加负压;④注入液体如不加防腐剂的盐溶液;⑤或将吸引物注入肉汤培养基。因为得到的标本通常都很少,标本应仔细分送进行恰当的微生物染色检查和培养,以及细胞病理学或组织学检查。建议吸引标本床旁接种。

4.并发症

经胸壁针刺吸引技术并发症的发生率取决于操作人员患者的相关情况和使用的针头尺寸。近年倡导细针穿刺后并发症减少。

气胸是最常见的并发症,有 15%～30% 的患者发生,6%～20% 的气胸患者需要胸腔插管。咯血发生率可达 10%,多为自限性。空气栓塞罕见,肿瘤或感染的局部扩散或播散也罕见。

(四)经支气管镜采样标本

支气管镜检查可直接从肺部感染灶获取支气管分泌物操作较为安全。在过去 20～30 年,得到快速应用,其中之一是用于采集痰标本以明确一些不常见的病原体,尤其在免疫缺陷患者。

1.指征

支气管镜检查需要专业人员操作,费用昂贵,采集到的标本常被上呼吸道菌落污染,又易伴有并发症,所以,对绝大多数下呼吸道感染患者采用该技术并不可取。但对非寻常感染如慢性、难治性、耐药菌感染,或免疫抑制患者感染且不能用咳痰、导痰等标本检测出病原体时,可选择应用。

临床上,有许多患者因其他的原因接受支气管镜检查,只有当感染被作为需要鉴别的疾病时,获取的标本才送检微生物学实验室。有学者建议,对于不能咳出或诱导出足够的痰液患者,支气管镜检查可作为获取标本进行分枝杆菌培养的一种方法。

目前,支气管镜检查在检测卡氏肺孢子菌、某些机会性致病真菌(不包括念珠菌)、巨细胞病毒、单纯疱疹病毒、军团菌和分枝杆菌等感染时有显著的优点;获得的外周肺组织病灶标本也可用于组织学检查。

但值得注意的是,在培养普通细菌时,通过支气管镜检查获取的吸引标本,并不优于经细胞学筛选认为可接受的咳痰标本。通过下面介绍的方法可提高经支气管镜采集的标本质量,可用于普通细菌培养。

经支气管活检对卡氏肺孢子菌感染的诊断率可达90%以上,但对其他病原体感染其确诊率明显低于开胸肺活检。与开胸肺活检相比,经支气管活检术获取的组织太小,不能做冰冻切片检查;而且由于操作不是在直视下进行,标本有可能来自非感染病灶区域。

2.方法

术前应做肺功能和凝血功能检查。术中患者应保持固定体位,可经鼻或口腔插入支气管镜。以利多卡因采用喷雾或局部浸润进行局部麻醉。局部麻醉药物具有抗菌和抗分枝杆菌的特性,但迄今的研究资料表明,在采集后1~2小时处理标本,局部麻醉药物并不影响绝大多数微生物的检测。常采用的方法有经纤支镜吸引、支气管肺泡灌洗、防污染毛刷采样和防污染支气管肺泡灌洗等。

3.并发症

血管-迷走神经反射,术前使用阿托品可预防;由硫酸吗啡和其他麻醉前用药引起的呼吸抑制;血氧分压降低,平均下降 1.3~2.7 kPa (10~20 mmHg);心脏和中枢神经系统并发症;出血过多;术后发热和肺部感染;菌血症(极少发生)和气胸。报道的病死率为 0.015%。

(五)开胸肺活检组织标本

当其他方法不能确诊时,开胸肺活检(开胸肺活检)是快速诊断肺部感染最有效的方法之一。其主要特点:①组织既可送检病理检查,还可做微生物学检验;②直视下在病灶组织处取样;③标本体积可相对较大,允许做多种检查;④可保证对大多数患者快速作出诊断,避免了其他检查引起的诊断延误或不能诊断。

1.指征

对肺部感染患者而言,实施开胸肺活检的最主要适应证是肺部感染极其严重,并危及生命,而其他检查手段仍不能确诊病原体。

开胸肺活检主要用于免疫缺陷患者,但对确诊免疫功能健全患者的肺部病变也有帮助,尤其是那些慢性疾病或抗菌药物治疗无反应者。大多数可疑感染患者都接受了经验性抗菌药物治疗,虽然此并非开胸肺活检的禁忌,但抗菌药物应用必然会明显影响敏感病原菌的检出。

2.方法

患者在全麻下接受局部胸廓切开术。术中可从受累肺组织切取 3～4 cm 的标本。手术持续约 30 分钟,术后还应在胸膜腔留置引流管,24 小时后拔除。

3.并发症

并发症发生率约 13%。严重低氧血症或肺部病灶广泛者出现并发症的危险性较大。最常见的并发症按递减顺序排列,依次为气胸、胸腔积液或脓胸、液气胸、血胸、皮下气肿和创伤性血肿。据报道,并发症的病死率<1%。

(六)经人工气道吸引物

人工气道是肺部感染的常见易感因素。经人工气道吸引的分泌物是目前临床较常用的微生物检验标本。但由于这些宿主的气管纤毛黏液防御机制受到损害,大气道常有致病菌或条件致病菌定植而不再保持无菌状态,因此建立人工气道患者肺部感染病原学诊断有时更为困难。甚至有一些学者提出经人工气道吸引的分泌物做细菌培养前也应该像咳痰标本那样先做细胞学筛选。

通常认为经人工气道吸引的分泌物的细菌浓度 $\geqslant 10^5$ cfu/mL 可认为是感染病原菌,而浓度 $\leqslant 10^4$ cfu/mL 则认为是污染菌。但气管切开套管与经口腔或鼻腔气管插管对下呼吸道防御机制损害不尽一致,前者下呼吸道细菌定植通常较后者明显为少,做病原学诊断分析时值得注意。

(七)胸腔积液

肺炎患者伴发胸腔积液比较常见,占 10%～50%,但通常液量较少。虽然多数胸腔积液不能发现细菌,但因为胸腔积液是无污染的微生物标本,如出现阳性培养结果,则对临床治疗有着非常重要的指导意义。

1.指征

对大多数伴有胸腔积液的肺炎,无论确诊与否,应该行胸腔穿刺术采集标本。如胸腔积液量大,胸穿还是一种治疗手段。对有出血倾向或凝血异常者,禁忌此项操作。对肺功能储备差且不能耐受气胸的患者,除非准备全套支持设备并且基础疾病稳定,否则也不宜进行此检查。

2.方法

患者通常取坐位,上身挺直,用肘靠在一支撑物上,身体稍前倾。对穿刺处皮肤消毒并行局部麻醉后,取一连接 50 mL 无菌注射器的 14 号标准钢针在存在积液区域的腋后线最低位肋骨的上缘刺入。抽取的液体量不定,一般送检的胸腔积液为 10～40 mL,而治疗性穿刺则尽可能抽完胸腔积液,但是为了防止出现肺水肿,单次不宜抽液>1 500 mL,可余留部分胸腔积液以便日后的胸膜活检。

对少量或局限性胸腔积液,或量大但用常规方法很难抽出的胸腔积液,可在超声引导下行穿刺。胸腔积液可封闭在注射器中或注入一厌氧容器并迅速送微生物实验室检验,同时还应提供相关信息,如操作的日期和时间、需要进行的染色和培养类型。胸腔积液或脓胸均应做厌氧培养。此外,还应做其他检查包括分类细胞计数和 pH 测定腺苷脱氨酶测定对鉴别结核胸膜炎具有较好价值。国外一些实验室还提供特殊的胸腔积液抗原检测用于疾病诊断,如流感嗜血杆菌 B 型、肺炎链球菌、军团菌或新型隐球菌,我国则很少开展。

3.并发症

最常见的并发症是气胸,发生率可达 5%。有建议胸穿后进行常规 X 线检查。罕见的并发症有严重出血、支气管胸膜反应或误刺入邻近器官。

(八)血液

血培养是一种简单易行的肺部感染病原学诊断方法。由于细菌培养阳性率相对较低,故常被临床忽视。有报道肺炎伴发菌血症机会为 5%～10%,重症和免疫抑制患者则较高。血标本采集方便、安全,且污染机会少、特异性高,它们在病原学诊断上具有特殊意义。

肺炎患者血培养和培养分离到相同细菌,该菌可确定为肺部感染的病原菌。如仅血培养阳性,但不能用其他原因如腹腔感染、静脉导管致菌血症的成因解释,血液中所分离的细菌亦可认为是肺部感染的病原菌。因此,对重症特别是应用免疫抑制剂肺炎者,应尽早、多次采血做细菌和真菌培养。

二、标本送检

(一)目的

规范标本采集程序,保证实验室检测的标本质量。

(二)范围

微生物实验室接收的标本。

(三)职责

(1)医护人员和检验人员负责指导患者如何正确留取标本。

(2)门诊抽血人员和病房护理人员负责临床标本的采集,特殊标本由临床医师采集。

(3)标本运输:急诊检验标本、内科楼住院标本由临床采集标本人员用气动传输系统完成;门诊普通标本和外科楼住院标本由临床科室相关人员直接送微生物室。

(四)程序

(1)采样人员必须经过培训合格后方可进行采样操作。患者自行采集的标本,必须受专业人员的指导。

(2)采集标本前,采样人员根据检验申请项目的要求,确认采样计划并进行适当的准备工作,包括核对医嘱、打印条形码、选择合适的标本容器、粘贴条码、指导患者做好采样前的准备工作等。

（3）认真核对患者信息、标本容器和检验申请是否一致，严防差错。

（4）选择正确的解剖部位，采用适当的技术和设备来采集标本。注意避免自身正常菌群的污染。应收集足够量的标本，量少可能产生假阴性结果。应将标本放置于合适的密封容器中。

（5）采集样品所用材料需按照废弃物处理程序安全处置。

（6）标本运输人员按时到各处收集标本，收集标本时，必须核对标本个数是否与送检清单相符，并用硬质密闭防泄漏的二级容器将标本安全送抵微生物室。

（7）标本送达微生物室，标本运输人员必须与前处理组标本接收人员进行核收登记并签名。标本采集和运输时，注意做好生物安全防护。

（8）所有标本必须记录采样时间并立即送检，一般不得＞2小时。细菌培养标本不能及时处理时，储存时间不应＞24小时。组织标本如果在厌氧转运系统中存放，不能＞24小时。

（9）标本采集后无论运送距离的远近都应按要求进行标本的包装和标识。

（五）注意事项

（1）志贺菌、淋病奈瑟菌、脑膜炎奈瑟菌和流感嗜血杆菌对环境温度敏感，因此脑脊液、生殖系统、眼或内耳标本不能冷藏。

（2）采集厌氧菌培养标本时应注意，一般情况下不要使用拭子，最好选择活检或抽吸物；厌氧菌培养标本的运输应避免接触空气，立即送检，切不可冷藏。

（3）采集的标本应避免外源性污染，无菌标本采集时请注意消毒和严格无菌操作，不能混入消毒剂影响细菌生长。

（4）标本在应用抗菌药物前采集。

（5）标本采集后请立即送检。

（6）收集标本时，注意避免外界污染。

第三节　呼吸系统耐药菌感染的辨证要点

一、辨病位

气机逆乱、脏腑受损突出，尤以肺、大肠、肾衰竭为突出表现。藏象学说认为，人体是一个有机整体，在生理上相互依存，在病理上互相影响。肺的生理功能包括，朝百脉，司呼吸，主治节，在气机运行上与大肠相表里，在水液运行上与肾金水相生。同时肺为娇脏，这就决定了在危重症肺脏的受累远较其他脏腑为早、为重。在这点上，中西医学的判断是一致的。

在脓毒性休克患者中，最先出现的脏器功能损伤的常常是急性肺损伤、很快发展为急性呼吸窘迫综合征、呼吸衰竭甚至多器官功能障碍综合征，这与许多耐药菌的高肺聚集性有关。如铜绿假单胞菌是最常见的医院获得性感染的病原菌，是医院获得性肺炎尤其是重症监护病房肺部感染的首位致病菌，这与铜绿假单胞菌的结构成分多糖荚膜有关。多糖层使细菌黏附在细胞表面，尤其是囊性肺纤维化和慢性呼吸道疾病患者的呼吸道细胞表面，这是其肺聚集性高的原因，从而使急性肺损伤发生比例增高。又如重症感染病例，常常很快出现温病学中的营血证候，这与耐药菌的感染也有关。如凝固酶阳性的耐甲氧西林金黄色葡萄球菌造成的感染多出现出血性皮疹和形成血栓，这与细菌所携带的凝固酶有关。

血浆凝固酶能使含有枸橼酸钠或肝素抗凝剂的人或兔血浆发生凝固，这是这类感染病例较早和较普遍出现血分证的原因之一。再如肠道功能衰竭，细菌易位，正常菌群成为致病菌，这常常是多器官功能障碍综合征的发动机。从藏象学说来理解，正因为肺气机受损，必然累及大肠，所以治疗上应采取"泻大肠所以实肺"的治法。

二、辨虚实

病性属虚实夹杂证，邪实正虚的矛盾更为尖锐。导致耐药菌感染的重要原因就在于患者常常是高龄、免疫功能低下（如患有糖尿病、肿瘤、使用糖皮质激素、免疫抑制剂等）、实施了各种有创操作等，这就造成机体的正气更为虚羸，无力驱邪外出，邪气更加嚣张，病情预后更为凶险。临床上可以出现各种复杂、凶险的证候，既可以长时间高热不退，也可以出现真寒假热、外寒内热、寒热错杂；既可以出现各种阳证、实热证，也可以出现各种阴证、虚寒证、血证。

三、辨病因

呼吸系统耐药菌感染病因复杂多样，以风、痰、毒、虚为主：院内耐药菌感染患者病因复杂多变，特征性的病因有以下几个。

（一）痰

这类患者肺部感染、机械通气常常是必见症或者首发症，所以中医所说"有形之痰"临床表现很突出，患者痰量很大，痰的色、质、气味常常提示感染的病原。

除此以外，这类患者，病理因素中还应包括中医所说"无形之痰"，原因在于这类患者病程相对较长，治疗难度很大，这符合中医病机学说中对于痰（湿）者，病情缠绵难愈的描写；另一方面，这类患者在病程中发热伴有阳气的不足是比较普遍的病机。因此无论是由于"热灼津为痰"还是由于"阳气虚衰，津停为痰（湿）"，成痰的病理基础都比较充分。痰证常常兼夹热或湿邪共同为患。

（二）热毒

《金匮要略心典》："毒，邪气蕴结不解之谓"，说明任何病邪不解，都可成毒。毒邪有内外之分，外毒以六淫之邪侵袭人体，著者邪盛为毒，微者病因积累，日久反复外感，邪积为毒。这类患者初期感染外来的邪毒，可使机体受损，出现以发热为主要症状的征候，随着机体正气受损的程度加深，脏腑功能减退，机体的代谢产物、病理产物都可能成毒，如溺毒、水毒、湿毒等，从而使病势深重。

内生之毒来源于体内，它是正衰积损，脏腑功能减退，体内排毒系统功能发生障碍的标志。其来源主要有 3 个方面：一是机体在代谢过程中产生的各种代谢废物,由于其在生命过程中无时无刻不在产生,因而它是内生之毒的主要来源,也是机体排毒系统功能紊乱时存留体内危害人体健康的主要因素。二是指那些本为人体正常所需的生理物质,由于代谢障碍,超出其生理需要量,也可能转化为致病物质形成毒。三是指本为生理性物质,由于改变了它所存在的部位,也成为一种毒。可见内毒既是一种生理物质,又是一种病理产物,都是脏腑功能失调的反映,一旦产生,便又加剧脏腑功能失调,形成复杂的病证,也是导致疾病恶化的病理因素。

(三)虚

院内耐药菌感染发生的病理基础,根本原因就在于正气虚弱,无力抗邪,从而导致一些条件致病菌发病,疾病形成后对机体的正气进一步造成损伤,正气愈虚,邪积愈甚;反过来,邪积愈甚,又致正气愈虚。久而不去,蕴积不解,必在体内蓄积为毒,故诸邪积聚,日久成毒,是众邪的必然转归,也是正衰积损,无力驱邪排毒的必然趋势。临床治疗中,如果仅仅关注驱邪解毒,忽略了扶正祛邪的话,常常不能取得良好效果或者出现病虽减但人未留的遗憾局面。

第四章

常见革兰阳性耐药菌感染辨证论治

第一节　金黄色葡萄球菌

一、概述

金黄色葡萄球菌在自然界中无处不在,空气、水、灰尘及人和动物的排泄物中都可找到。金黄色葡萄球菌所引起的急性肺部细菌感染是金黄色葡萄球菌肺炎。金黄色葡萄球菌呼吸系统感染分原发(吸入)性与继发(血源)性两类。前者经呼吸道细菌感染,多见于婴幼儿,成人多发生于流感患者;后者多来自皮肤细菌感染或手术细菌感染,经血行播散至肺部。主要病理变化为化脓性炎症,有单个或多发性脓腔,可有气囊肿,累及胸膜并发脓胸或脓气胸。

二、耐药现状

根据 2021 年全国耐药菌监测网结果显示,甲氧西林耐药金黄色葡萄球菌检出率近年呈现缓慢下降趋势,从 2014 年的 36％逐步下降至 2021 年的 29.4％。但金黄色葡萄球菌对常用抗菌药物耐药率较高,对青霉素 G 的耐药率在 90％以上,对红霉素耐药率在 50％以上,对克林霉素及甲氧西林的耐药率也有 30％左右。这说明金黄色葡萄球菌对常用抗菌药物的耐药较为集中,在临床使用时应特别注意。

三、耐药机制

金黄色葡萄球菌可以在抗菌药物时代成为适应性较强的病原

微生物,主要是由于其可以快速地获得抗菌药物的抗性。1961 年首次报道了耐甲氧西林金黄色葡萄球菌,甲氧西林耐药主要是由于细菌获得了 *mecA* 基因,产生了对所有 β-内酰胺类抗菌药物具有低亲和力的青霉素结合蛋白(青霉素结合蛋白 2a)。耐甲氧西林金黄色葡萄球菌的一个显著特征是不仅对所有 β-内酰胺类抗菌药物具有耐药性,而且对其他类抗菌药物也较有广泛的耐药性,这为耐甲氧西林金黄色葡萄球菌感染的治疗和控制带来难题。

除了甲氧西林耐药,金黄色葡萄球菌对于其他抗菌药物的耐药性也呈上升趋势,包括喹诺酮类、氨基糖苷类、大环内酯-林可酰胺-链阳菌素 B 类、恶唑烷酮和利福霉素类。金黄色葡萄球菌的抗性机制主要包括抗菌药物酶促失活(青霉素酶、氨基糖苷类修饰酶、氯霉素乙酰转移酶),抗菌药物靶点的改变导致对抗菌药物亲和力下降(如耐甲氧西林金黄色葡萄球菌的青霉素结合蛋白 2a,万古霉素抗性菌株的肽聚糖前体 D-丙酰胺基-D-乳酸酯),抗菌药物结合位点的修饰导致对抗菌药物亲和力下降(大环内酯类)和外排泵(喹诺酮类和四环素)。耐药性的产生可以通过单一克隆菌株在基因组水平产生新的突变位点,也可以通过不同克隆间的耐药基因的水平基因转移,甚至通过其他种属间的水平基因转移而实现。

四、传播机制

金黄色葡萄球菌的传染源为定植或感染的人,传播途径为接触传播,人也可因摄入含有肠毒素的食物或吸入染菌尘埃而致病,罕见空气传播。

五、危险因素

(一)年龄

患者年龄增加,器官功能也逐渐老化、减退,特别是免疫器官胸腺萎缩,降低免疫功能;同时老年人呼吸器官老化,对纤毛运动功能造成影响,进而降低肺泡组织及支气管功能,增加侵入呼吸道病原菌,引起耐药金黄色葡萄球菌感染。儿科患者自身的免疫系统尚未建立完善,可应用抗菌药物种类少,容易引发耐药金黄色葡萄球菌感染。

（二）机械通气

机械通气易造成机体自然防御功能破坏，引起呼吸道黏膜损伤，促使耐甲氧西林金黄色葡萄球菌呼吸机相关性肺炎发生风险增加。

（三）胃内容物

胃内容物反流和吸入，可造成胃内病原菌上行至咽，之后进入下呼吸道。

（四）抗菌药物滥用

预防性使用广谱抗菌药物可降低机体抵抗力，破坏机体防御屏障，造成耐药菌株产生和定植。

（五）侵入性操作

随着呼吸机使用时间的延长，加之吸痰等侵入性操作，将损伤气道黏膜；而留置胃管易造成食道括约肌损伤，增加误吸及胃内容物反流发生风险。

（六）意识障碍

意识障碍者呼吸道分泌物清除力低下，易产生胃液反流。

六、病因、病机

耐甲氧西林金黄色葡萄球菌感染属中医学"伏邪学说"范畴。因耐甲氧西林金黄色葡萄球菌为条件致病菌，故有观点认为其核心病机是正气不足、邪毒内伏，与中医学"伏邪"理论联系紧密。

伏邪发病不论是因所匿之邪郁久而暴发，还是因外邪引动内伏之邪而发，正虚均是必要条件，即正气不足为本，也就是说在机体免疫力、抵抗力下降的情况下伏邪易于暴发。耐甲氧西林金黄色葡萄球菌是条件致病菌，广泛分布于社区、医院的环境中，易在患者皮肤、结膜、口腔、呼吸系统、消化系统及泌尿生殖系统等部位定植。而发病患者多具有危险因素，感染患者预后不佳，迁延难愈，死亡率高，与伏邪致病特点极为相似。

耐甲氧西林金黄色葡萄球菌感染临床表现虽然多种多样，但主要表现为虚实夹杂,其中以气、血、阴、阳亏虚为本,痰浊、血瘀、湿邪、热毒、气滞、水饮、燥邪为标。耐甲氧西林金黄色葡萄球菌感染患者多数高龄,体质虚弱,正气亏虚,卫外功能较弱,且多有宿疾,故伏匿积聚已久的邪气易侵犯机体,染病后本虚之气阴更易受害于痰浊血瘀等,表现为正虚邪实,故临床多见虚实夹杂证。因正气虚,脏腑无力运化津液,聚而成痰、成湿,无力贯脉行血,聚而成瘀;因邪实,阴伤难于自复,故正虚多见气虚、阴虚之证,邪实多见痰浊、血瘀、湿邪之证。

总之,邪实正虚贯穿于耐甲氧西林金黄色葡萄球菌感染的整个病程中,其实为痰证、血瘀证、湿证,其虚为气阴两虚;治疗以透邪法为基础随证加减,临床常见清透法及温阳益气透邪法。中医证候以虚实夹杂证多见,气虚证、阴虚证、痰证、血瘀证、湿证多见。

七、临床表现

(一)病史与症状

起病急骤,可先有感冒样症状,继而多次寒战、高热、胸痛、咳嗽。开始咳黄色黏痰,随即转为脓性痰或脓血性痰,痰量较多,并很快出现呼吸困难和发绀,严重者可伴有周围循环衰竭。如果发生于原有流感患者,则有高热不退,伴有全身衰弱、呼吸急促、脓血痰等症状。血源性肺炎常以寒战、高热、谵妄等败血症症状为突出表现。有皮肤或手术细菌感染病史,呼吸系统症状于数日后才出现,痰量不多,很少咯血。

(二)体征

急性重病容,严重患者可有神志模糊或昏迷、血压下降皮肤或身体其他部位有化脓性病灶。肺部体征早期不明显,当有大片支气管肺炎或脓肿形成时可闻及湿啰音,但很少有实变体征。血源性肺炎肺部体征多不明显,如并发脓胸时则呼吸音减低或消失。

(三)实验室检查

1.血常规

血白细胞计数增加,一般为$(15\sim25)\times10^9/L$,可高达$50\times10^9/L$。

中性粒细胞百分比增高,核左移,并有中毒性颗粒。

2.细菌学检查

痰涂片革兰染色可见大量葡萄串状阳性球菌,白细胞内有革兰阳性球菌有诊断意义。痰培养有大量金黄色葡萄球菌生长,凝固酶阳性有助于诊断。血源性肺炎血培养半数可呈阳性。应在用药前进行3～4次血培养,每次相隔0.5～1小时,已用抗菌药物者在高热时采血培养2～3次,最好弃血清留血块做培养。

3.细胞壁酸抗体(磷酸抗体)试验

用对流免电泳法测定血清抗体滴度14为阳性,一般于细菌感染后7～12天出现,有辅助诊断价值。

4.血气分析

可有动脉血分压下降及动脉血二氧化碳分压下降。

(四)胸部 X 线检查

原发性肺炎早期呈大片絮状、浓淡不匀的阴影,成节段或大叶分布,也有成小叶样浸润,病变在短期内变化很大,出现空洞或蜂窝状改变。血源性肺炎表现为两肺多发性片状或球形阴影,典型者有多发性小的液平空洞。气囊肿是本病特征性 X 线表现为大小 1～6 cm的薄壁气囊。部分病例有脓胸或气胸、脓气胸 X 线征象。

八、鉴别诊断

(一)肺炎链球菌肺炎

二者血白细胞均可增高,而在金黄色葡萄球菌肺炎更高。肺炎链球菌肺炎无组织破坏,金黄色葡萄球菌者有,痰菌培养可以鉴别。

(二)干酪性肺炎

干酪性肺炎为结核分枝杆菌所致,可出现空洞,易与金黄色葡萄球菌肺炎混淆。干酪性肺炎者发病不如金黄色葡萄球菌肺炎急,病前可有结核中毒症状,可有结核病史,白细胞增高不明显,痰中易找到结核分枝杆菌可以鉴别。

(三)其他病原体肺炎

金黄色葡萄球菌肺炎需与其他病原体肺炎相鉴别,病原体检查可以明确。

九、辨证要点

(一)辨病位

金黄色葡萄球菌呼吸系统感染途径不同,其病位也有所不同。吸入性金黄色葡萄球菌呼吸系统感染是直接定植于呼吸系统,首先侵入肺卫,以表证为主。继而多见高热、咳嗽、胸痛、脓痰,这是因为细菌壅盛于肺,细菌积聚则易生热,肺受阻则宣降失调,津液停聚则生痰,痰积于胸则胸痛气闷。脓痰若易于咳出,则说明未伤及营血;但脓痰若不易咳出,甚则痰中带血,则说明金黄色葡萄球菌已伤及营血。血源性金黄色葡萄球菌呼吸系统感染是金黄色葡萄球菌定植于其他部位随血脉津液到达肺脏继而发病,如发病于腠理,腠理不固,进而侵入肺卫。而随着金黄色葡萄球菌呼吸系统感染发展,金黄色葡萄球菌也会随着血脉到达其他脏腑,如病邪逆传心包进而扰动心神从而出现神昏谵妄,或顺传于胃从而引起阳明热邪炽盛。

(二)辨虚实

金黄色葡萄球菌呼吸系统感染初期邪气过盛,正气与之相争,故寒战发热;金黄色葡萄球菌入侵肺部,病邪被阻于此,则致肺失宣降,故多脓痰,同时伴有胸闷烦躁。金黄色葡萄球菌感染感染过重可发展为热毒,热毒过盛会灼伤血脉,则发绀。此时邪气虽盛但正气仍可与之相抗,故多以实证为主。热毒持续则会伤及正气,导致患者正气不足,则现虚证,如神疲乏力、形寒肢冷、自汗盗汗等。因此,金黄色葡萄球菌感染初起多以实证为主,后期多为虚证。

十、辨证论治

(一)风热犯肺

症状:咳嗽频剧,气粗或咳声嘶哑,喉燥咽痛,咳痰不爽,痰黏稠或色黄,常伴有鼻流黄涕,口渴,头痛,恶风,身热;舌红,苔薄黄,脉浮数或浮滑。

治法:疏风清热,宣肺止咳。

方药:桑菊饮加减。

主要药物:桑叶、菊花、苦杏仁、连翘、薄荷、桔梗、芦根、甘草。若咳甚,加浙贝母、枇杷叶;若肺热甚,加黄芩、鱼腥草;咽痛,加牛蒡子、射干;若热伤肺津,咽燥口干,舌质红,加南沙参、天花粉、芦根;若痰中带血,加白茅根、藕节。

(二)肺热壅盛

症状:喘咳气涌,胸部胀痛,痰多质黏色黄或夹血痰;伴胸中烦闷,身热有汗,口渴而喜冷饮;面赤咽干,尿赤便秘;舌质红,苔黄腻,脉滑数。

治法:清热化痰,宣肺平喘。

方药:桑白皮汤。

主要药物:桑白皮、半夏、紫苏子、杏仁、贝母、栀子、黄芩、黄连。身热重者,可加石膏;喘甚痰多,黏稠色黄者,可加葶苈子、海蛤壳、鱼腥草、冬瓜仁、薏苡仁;腑气不通,便秘者,加瓜蒌仁、大黄或玄明粉。

(三)痰湿蕴肺

症状:咳嗽反复发作,咳声重浊,因痰而嗽,痰出则咳缓,黏腻或稠厚成块,每于晨起或食后咳甚痰多,胸闷脘痞,纳差乏力,大便时溏;舌苔白腻,脉濡滑。

治法:燥湿化痰,理气止咳。

代表方:二陈平胃散合三子养亲汤。

主要药物:法半夏、陈皮、茯苓、甘草、苍术、厚朴、白芥子、莱菔子、紫苏子。前方燥湿化痰,理气和中;后方降气化痰。若咳逆气急,痰多胸闷,加旋覆花、白前;若久病脾虚,神疲倦怠,加黄芪、党参、白术。

(四)痰瘀阻肺

症状:咳嗽痰多,喉间痰鸣,喘息不能平卧,胸部膨满,憋闷如塞,面色灰白而暗,唇甲发绀;舌质暗或紫,舌下瘀筋增粗,苔腻或浊腻,脉弦滑。

治法:涤痰祛瘀,泻肺平喘。

代表方:葶苈大枣泻肺汤合桂枝茯苓丸。

主要药物:葶苈子、大枣、桂枝、茯苓、牡丹皮、芍药、桃仁。痰多可加三子养亲汤;若腑气不利,大便不畅者,加大黄、厚朴。

(五)热闭心包

症状:突然昏仆,不省人事;牙关紧闭,口噤不开,两手握固,大小便闭,肢体强痉,兼有面赤身热,气粗口臭,躁扰不宁;舌苔黄腻,脉弦滑而数。

治法:清热化痰,开窍醒神。

方药:羚羊角汤合用安宫牛黄丸。

主要药物:羚羊角粉、菊花、夏枯草、蝉蜕、柴胡、薄荷、生石决明、龟甲、白芍、生地黄、牡丹皮、大枣,合用安宫牛黄丸辛凉开窍醒脑。若痰盛神昏者,可合用至宝丹或清宫汤;若热闭神昏兼有抽搐者,可加全蝎、蜈蚣,或合用紫雪丹。

(六)肺胃热盛

症状:咳嗽气粗,痰多黄稠或黏厚,咳吐不爽,或有热腥味,或夹有血丝,壮热汗出,项背强急,手足挛急,腹满便结,口渴喜冷饮;舌质红,苔黄燥,脉弦数。

治法:清泄胃热,肃肺止咳。

方药:白虎汤合清金化痰汤。

主要药物:石膏、知母、粳米、甘草、桑白皮、黄芩、栀子、知母、浙贝母、瓜蒌子、桔梗、橘红、茯苓、麦冬、甘草。若痰热较甚,咳黄脓痰或痰有热腥味,可加鱼腥草、鲜竹沥、薏苡仁、冬瓜子;若胸满咳逆,痰多,便秘,加葶苈子、大黄、芒硝;若口干明显,舌红少津,加北沙参、麦冬、天花粉。

(七)邪陷正脱

症状:突然昏仆,不省人事,目合口张,鼻鼾息微,手撒遗尿,汗多不止,四肢冰冷;舌痿,脉微欲绝。

治法:回阳固脱。

方药:参附汤。

主要药物:人参、附子、生姜。若汗出不止者,可加炙黄芪、生龙骨、煅牡蛎、山茱萸、醋五味子;阳气恢复后,如又见面赤足冷、虚烦不安、脉极弱或突然脉大无根,是由于真阴亏损,阳无所附而出现虚阳上浮欲脱之证,可用地黄饮子。

(八)气阴两虚

症状:呛咳,语声低微,面色白,自汗畏风;痰少质黏,口咽干;舌质红苔白,脉细弱或虚大。

治法:补肺益气。

方药:玉屏风散合生脉散。

主要药物:黄芪、白术、防风、人参、麦冬、五味子。若恶风明显,加用桂枝汤;阳虚者,加附子;痰多,加前胡、杏仁。

(九)正虚邪恋

症状:身热渐退,咳嗽减轻,咯吐脓血渐少,臭味亦减,痰液转为清稀,精神渐振,食欲改善,或见胸胁隐痛,难以久卧,气短乏力,自汗,盗汗,低热,午后潮热,心烦,口干咽燥,面色不华,形瘦神疲;舌质红或淡红,苔薄,脉细或细数无力。

治法:益气养阴,润肺化痰。

方药:竹叶石膏汤加减。

主要药物:竹叶、石膏、麦冬、人参、半夏、甘草。脾虚食少便溏者,配白术、山药、茯苓。如有低热,可酌配青蒿、白薇、地骨皮;若邪恋正虚,咳痰腥臭脓浊,反复迁延,日久不净,当扶正祛邪,治以益气养阴,排脓解毒,酌加鱼腥草、败酱草、金荞麦等。

第二节 表皮葡萄球菌

一、概述

表皮葡萄球菌是滋生于生物体表皮上的一种革兰阳性球菌,存在于人体的皮肤,阴道等部位,因常堆聚成葡萄串状,因此命名为表皮葡萄球菌。该菌属正常菌群类型,多数为非致病菌,极少数可导致其他疾病,是医院发生交叉细菌感染的重要来源。

二、耐药现状

研究表明,表皮葡萄球菌对青霉素 G 的耐药率最高在 90.0％左右,耐药率＞50％的抗菌药物有苯唑西林、红霉素、阿奇霉素、磺胺甲恶唑/甲氧苄啶、氨苄西林、罗红霉素,耐药率＜10％的抗菌药物只有万古霉素、呋喃妥因、替考拉宁、利奈唑胺、米诺环素,其中除呋喃妥因为常用药物外,均为价格昂贵及不良反应大的抗菌药物。

三、耐药机制

表皮葡萄球菌作为一种共生微生物,表皮葡萄球菌为了在人类皮肤上存活,进化出了多种机制来感知和克服宿主抗菌防御的物理和化学特征。这些机制包括使附着于宿主的表面黏着素,感知宿主抗菌肽和通信分子(如激素)的系统,抵御抗菌肽(例如表皮葡萄球菌衍生的蛋白酶 SepA),以及对抗干燥和渗透压力的机制。

细菌在手术伤口上利用这些机制黏附在更深的组织和植入的设备上沉积的宿主蛋白质的调节层上。细菌与植入物表面的最初黏附是通过疏水相互作用等非特异性相互作用进行的,由特异性黏附素如自溶素、细胞外 DNA 和葡萄球菌表面蛋白 1 和 2 介导。自溶素、葡萄球菌表面蛋白 1 和 2 主要与黏附于原生表面有关,而细胞外 DNA 在表皮葡萄球菌中通过自溶素介导的细菌亚群的裂解产生,促进剩余种群在医疗器械中形成生物膜。

附着在表面的能力代表了生物膜形成的第一步,这被认为是表皮葡萄球菌所拥有的最重要的毒力因素。生物膜的发展促进了表皮葡萄球菌对宿主防御机制的抵抗,并赋予抗菌药物耐药性。

生物膜是指包裹在自产胞外聚合物质基质中的黏附细菌的复杂群落。表皮葡萄球菌生物膜的积累和成熟通过多种机制发生。细胞间多糖粘连蛋白是由 *icaADBC* 编码蛋白合成的,在大多数表皮葡萄球菌分离株中负责生物膜的形成，并且被认为是与生物膜形成相关的最常见的分子。在大多数共生表皮葡萄球菌菌株中，*ica* 操纵子缺失的观察证实了这一点。

然而，并不是所有的表皮葡萄球菌都具有 *icaADBC* 基因，这些分离株通过蛋白质因素介导生物膜的形成，例如积累相关蛋白，这是表皮葡萄球菌的细胞壁锚定蛋白，参与表皮葡萄球菌生物膜形成的最重要的蛋白质之一，有助于细胞外或宿主蛋白酶裂解时生物膜的形成。在致病性和共生分离株中都观察到积累相关蛋白基因，比 *ica* 操纵子更常见。其他不依赖细胞间多糖粘连蛋白的机制包括生物膜相关同源蛋白、表皮葡萄球菌表面蛋白 C，表皮葡萄球菌表面蛋白 E 等。

表皮葡萄球菌耐药是感染分离株的一个重要特征，因为它通常与其他抗菌药物耐药机制有关。对其他抗菌药物的耐药性，如红霉素、环丙沙星、克林霉素、氨基糖苷类或甲氧苄啶-磺胺甲恶唑也经常被观察到，特别是在耐甲氧西林表皮葡萄球菌药。甲氧西林耐药由甲氧西林蛋白编码，甲氧西林蛋白是一种替代青霉素结合蛋白，对青霉素、甲氧西林和苯唑西林等 β-内酰胺类抗菌药物的亲和力降低。它携带在可移动遗传元件，葡萄球菌染色体上，其中几种类型已被鉴定为表皮葡萄球菌。

四、传播机制

表皮葡萄球菌是人体微生物群的显著成员，广泛存在于健康的皮肤上，具有很强的黏附性，可以黏附在医疗器械如气管插管表面进行传播。最近有研究报道，表皮葡萄球菌也可通过空气进行传播。

五、危险因素

耐药表皮葡萄球菌的感染多见于一些免疫力低下的人，例如婴幼儿患者、老年患者、肿瘤患者，以及实施尿导管、气管插管、静脉留置导管等具有侵袭性操作的患者，已经接受激素治疗和使用人工瓣膜、人工关节、人工晶体等医疗材料的患者。

六、病因、病机

耐药表皮葡萄球菌感染的核心病机与耐药金黄色葡萄球菌感染相同也为正气不足、邪毒内伏,正气不足为本,邪毒内伏为因。患者或长期处于耐药菌环境之中,或有侵入操作史,或因其他原因使耐药表皮葡萄球菌进入人体,致使耐药表皮葡萄球菌种植于呼吸系统或其他部位。当患者正气降低,无法抵抗病邪时,病邪侵入呼吸系统,引起相关症状。因此,耐药表皮葡萄球菌感染虽然其病因为病原体感染,但其根本为患者本身正气不足。

本病病位主要在肺,但与脾、胃、心关系密切。病邪犯肺,肺失宣降,津停为痰,邪可化热;脾主运化,失统不布,化生痰湿;疾病初起可见肺胃证候,然后顺传于胃,引起阳明热邪炽盛;或可见病邪逆传心包进而扰动心神,致使心神闭塞。

病性方面,本病初起以实证为主,但本病起病急骤,患者本身正气不足,正所谓"邪之所凑,其气必虚",本病多后期转为虚证或虚实夹杂。

七、诊断

(一)症状

(1)可有先驱的上呼吸道感染史,并有典型的流感症状。继而高热,体温高达 $39\sim40\ ^{\circ}\text{C}$,呈稽留热型,有畏寒、寒战。

(2)有显著的毒血症状,如出汗、食欲减退、乏力,少数体质衰弱者可出现精神萎靡,甚至神志模糊。

(3)呼吸困难、发绀,起病数日后两肺听诊可有散在湿啰音。

(4)注意腹部体征,尤其是肝部有无触痛、叩击痛等,有无皮肤特别是下肢是否有破损和感染灶存在,如有这些体征,肺炎则为血行播散所引起。

(二)辅助检查

1.血常规

白细胞计数明显增高,一般在 $15\times10^{9}/\text{L}$ 以上。中性粒细胞百分比升高,伴核左移,并出现中毒颗粒。

2.细菌学检查

痰涂片革兰染色可见大量葡萄状球菌。痰培养可见表皮葡萄球菌生长,凝固酶阳性者有助于诊断。血源性感染者血培养半数可呈阳性。

3.血气分析

可有动脉血分压下降及动脉血二氧化碳分压下降。

4.X线胸片检查

两肺呈絮状、浓淡不匀的阴影,或呈多发性片状或球形阴影,病变在短期内变化很大。常出现多发性小的液平空洞,或呈现 1～6 cm大小的薄壁气囊肿。部分病例有脓胸、气胸或脓气胸的 X 线征象。

八、鉴别诊断

(一)肺炎链球菌肺炎

肺炎链球菌肺炎也可表现为发热、咳嗽,血白细胞增多,X 线胸片示肺部呈段、叶分布的浸润性阴影,特征性痰呈铁锈色,而葡萄球菌肺炎痰为脓血性或黏液脓性。胸部 X 线片变化表现相对较慢,短时间内一般不出现脓腔或脓气胸。治疗上对 β-内酰胺类药物反应良好。痰、血或浆膜腔液等细菌学培养,可以明确诊断。

(二)铜绿假单胞菌肺炎

铜绿假单胞菌肺炎可以发生于高龄、体弱及原有慢性基础疾病者,细菌入侵途径通常是上呼吸道、皮肤或消化道。除急性肺炎表现外,X 线胸片也可以呈多发性小脓肿表现,但铜绿假单胞菌肺炎痰呈翠绿色,较具特征性。痰或胸腔积液细菌培养有助于鉴别。

(三)支气管扩张

支气管扩张继发细菌感染时,患者也有发热、咳嗽、咳脓痰等表现,在受凉或感冒等诱因下反复发作,X 线胸片表现为粗乱肺纹理中有多个不规则的环状透亮阴影或沿支气管的卷发状阴影。根据病史和 X 线胸片或胸部计算机体层显像常可作出诊断。

(四)急性肺脓肿

大多数肺脓肿主要是吸入上呼吸道或口腔内含有细菌的分泌物引起是,常发生于受凉、醉酒、昏迷和中毒等基础上,表现为寒战、高热、咳大量脓性痰等,血白细胞增多,X线胸片上早期有单个或多个界限模糊的片状影,而后出现脓腔样改变。但痰呈霉臭味,培养常为混合细菌感染。血源性肺脓肿常并发于脓毒血症者,血培养常有致病菌生长。

九、辨证要点

(一)辨病因

耐药表皮葡萄球菌呼吸系统感染入侵途径主要有患者吸入致病菌引起感染症状和侵入性操作致使致病菌进入体内经血行传播到达呼吸系统进而引发相关症状,这在辨证之初应注意辨别。如果耐药表皮葡萄球菌呼吸系统感染是直接进入肺脏,因患者多为正气不足者,一开始虽呈现高热等实证,但很快会转为虚证,出现出汗、食欲减退、乏力、精神萎靡等症状,因此在一开始治疗时就应注意。如果耐药表皮葡萄球菌呼吸系统感染是经血脉到达肺脏,应寻找耐药表皮葡萄球菌最初种植感染部位,避免复发。

(二)辨虚实

耐药表皮葡萄球菌呼吸系统感染在最开始可以表证、实证为主,多在感染不久有高热症状,但由于患者多为正气不足,易发展为虚证。辨证之时容易被高热等实证表象掩盖,从而未发现里虚之症。因此,正气虚弱的患者,一旦出现耐药表皮葡萄球菌呼吸系统感染应注意辨别虚实。

十、辨证论治

(一)风热犯肺

症状:咳嗽频剧,气粗或咳声嘶哑,喉燥咽痛,咳痰不爽,痰黏稠或色黄,常伴有鼻流黄涕,口渴,头痛,恶风,身热;舌红,苔薄黄,脉浮数或浮滑。

治法:疏风清热,宣肺止咳。

方药:桑菊饮加减。

主要药物:由桑叶、菊花、苦杏仁、连翘、薄荷、桔梗、芦根、甘草。若咳甚,加浙贝母、枇杷叶;若肺热甚,加黄芩、鱼腥草;咽痛,加牛蒡子、射干;若热伤肺津,咽燥口干,舌质红,加南沙参、天花粉、芦根;若痰中带血,加白茅根、藕节。

(二)痰热郁肺

症状:咳嗽气粗,喉中可闻及痰声,痰多黄稠或黏厚,咳吐不爽,或有热腥味,或夹有血丝,胸胁胀满,咳时引痛,常伴有面赤,或有身热,口干欲饮;舌红,苔薄黄腻,脉滑数。

治法:清热化痰,肃肺止咳。

代表方:清金化痰汤。

主要药物:桑白皮、黄芩、栀子、知母、浙贝母、瓜蒌子、桔梗、橘红、茯苓、麦冬、甘草。若痰热较甚,咳黄脓痰或痰有热腥味,可加鱼腥草、鲜竹沥、薏苡仁、冬瓜子;若胸满咳逆,痰多,便秘,加葶苈子、大黄、芒硝;若口干明显,舌红少津,加北沙参、麦冬、天花粉。

(三)痰湿蕴肺

症状:咳嗽反复发作,咳声重浊,因痰而嗽,痰出则咳缓,痰多色白,黏腻或稠厚成块,每于晨起或食后咳甚痰多,胸闷脘痞,纳差乏力,大便时溏;舌苔白腻,脉濡滑。

治法:燥湿化痰,理气止咳。

代表方:二陈平胃散合三子养亲汤。

主要药物:法半夏、陈皮、茯苓、甘草、苍术、厚朴、白芥子、莱菔子、紫苏子。前方燥湿化痰,理气和中;后方降气化痰。若咳逆气急,痰多胸闷,加旋覆花、白前;若久病脾虚,神疲倦怠,加黄芪、党参、白术。

(四)肺胃热盛

症状:咳嗽气粗,痰多黄稠或黏厚,咳吐不爽,或有热腥味,或夹有血丝,壮热汗出,项背强急,手足挛急,腹满便结,口渴喜冷饮;舌质红,苔黄燥,脉弦数。

治法:清泄胃热,肃肺止咳。

方药:白虎汤合清金化痰汤。

主要药物:石膏、知母、粳米、甘草、桑白皮、黄芩、栀子、知母、浙贝母、瓜蒌子、桔梗、橘红、茯苓、麦冬、甘草。若痰热较甚,咳黄脓痰或痰有热腥味,可加鱼腥草、鲜竹沥、薏苡仁、冬瓜子;若胸满咳逆,痰多、便秘,加葶苈子、大黄、芒硝;若口干明显,舌红少津,加北沙参、麦冬、天花粉。

(五)肺阴耗伤

症状:干咳,咳声短促,痰少质黏色白,或痰中带血丝,或声音逐渐嘶哑,口干咽燥,午后潮热,颧红盗汗,常伴有日渐消瘦,神疲乏力;舌红少苔,脉细数。

治法:养阴清热,润肺止咳。

代表方:沙参麦冬汤。

主要药物:沙参、麦冬、天花粉、玉竹、桑叶、白扁豆、甘草组成。若咳而气促明显,加五味子、诃子;若痰中带血,加牡丹皮、白茅根、仙鹤草;若潮热明显,加银柴胡、青蒿、胡黄连;若盗汗明显,加乌梅、牡蛎、浮小麦;若咳吐黄痰,加海蛤壳、黄芩、知母;若手足心热,腰膝酸软,加黄柏、女贞子、旱莲草;若倦怠无力,少气懒言,加党参、五味子。

(六)阴阳虚损

症状:咳逆喘息少气,咳痰色白,或夹血丝,血色暗淡,潮热,自汗,盗汗,声嘶或失音,面浮肢肿,心慌,唇紫,肢冷,形寒,或见五更泄泻,口舌生糜,大肉尽脱;舌质光淡隐紫,少津,脉微细而数,或虚大无力。

治法:滋阴补阳。

代表方:补天大造丸。

主要药物:人参、黄芪、白术、山药、茯苓、枸杞子、熟地黄、白芍、龟甲胶、鹿角胶、紫河车、当归、酸枣仁、远志。另可加百合、麦冬、阿胶、山茱萸。若肾虚气逆喘息者,配冬虫夏草、蛤蚧、紫石英、诃子;心悸者加柏子仁、龙齿、丹参;见五更泄泻,配煨肉豆蔻、补骨脂。

(七)肺气亏虚

症状:喘促气短,语声低微,面色白,自汗畏风;咳痰清稀色白,多因气候变化而诱发,发前喷嚏频作,鼻塞流清涕;舌淡苔白,脉细弱或虚大。

治法:补肺益气。

代表方:玉屏风散。

主要药物:黄芪、白术、防风。若恶风明显,加用桂枝汤;阳虚甚者,加附子;痰多,加前胡、杏仁。若气阴两虚,呛咳,痰少质黏,口咽干,舌质红,可用生脉散加沙参、玉竹、黄芪。

(八)阴竭阳脱证

症状:突然昏仆,不省人事,目合口张,鼻鼾息微,手撒遗尿;汗多不止,四肢冰冷;舌痿,脉微欲绝。

治法:益气养阴,回阳固脱。

方药:生脉散合四逆汤加减。

主要药物:人参、麦冬、五味子、炙甘草、附子、干姜。若汗出不止者,可加炙黄芪、生龙骨、煅牡蛎、山茱萸、醋五味子;阳气恢复后,如又见面赤足冷、虚烦不安、脉极弱或突然脉大无根,是由于真阴亏损,阳无所附而出现虚阳上浮欲脱之证,可用地黄饮子。

(九)正虚邪恋

症状:身热渐退,咳嗽减轻,咯吐脓血渐少,臭味亦减,痰液转为清稀,精神渐振,食欲改善,或见胸胁隐痛,难以久卧,气短乏力,自汗,盗汗,低热,午后潮热,心烦,口干咽燥,面色不华,形瘦神疲;舌质红或淡红,苔薄,脉细或细数无力。

治法:益气养阴清肺。

代表方:沙参清肺汤合竹叶石膏汤。

主要药物:北沙参、黄芪、太子参、合欢皮、白及、桔梗、薏苡仁、冬瓜子、甘草、竹叶、麦冬、石膏、人参、半夏、甘草、粳米。溃处不敛者,可加阿胶、白蔹;脾虚食少便溏者,配白术、山药、茯苓。如有低热,可酌配青蒿、白薇、地骨皮;若邪恋正虚,咳痰腥臭脓浊,反复迁延,日久不净,当扶正祛邪,治以益气养阴,排脓解毒,酌加鱼腥草、败酱草、金荞麦等。

第三节　肺炎链球菌

一、概述

肺炎链球菌常寄生在人体鼻咽部,可分为 86 个血清型其中部分菌株致病力很强。肺炎链球菌肺炎是由肺炎链球菌(又称肺炎球菌或肺炎双球菌)引起的急性肺部炎症,病变常呈叶、段分布,通常称为大叶性肺炎。这种细菌引起的肺炎在当前社区获得性肺炎中仍占首位。

二、耐药现状

耐药肺炎链球菌自 2014—2021 年检出率呈下降趋势,维持在较低的水平,但不能因此而忽视肺炎链球菌。肺炎链球菌对大环内酯类和四环素类耐药最多,其次是青霉素,其中对红霉素从 2017—2021 年耐药率在 95% 以上。而对阿莫西林、青霉素、左氧氟沙星、头孢曲松、头孢克洛、万古霉素、氯霉素、头孢呋辛敏感率较高。

三、耐药机制

(一)对 β-内酰胺类抗菌药物的耐药机制

β-内酰胺类抗菌药物是治疗肺炎链球菌感染的首选药物,临床常用青霉素类和头孢菌素类。与金黄色葡萄球菌等绝大多数病原性球菌不同,一般公认为肺炎链球菌不产生 β-内酰胺酶或无 β-内酰胺酶活性。在已公布的肺炎链球菌全基因组序列中,除早年耐药 R6 株有两个产物注释为金属 β-内酰胺酶超家族蛋白的基因

（*spr*0538 和 *spr*1490）外，多重耐药 ATCC700669 株和不耐药 ATCC49619 株基因组中均无 β-内酰胺酶编码基因。

1.青霉素结合蛋白

青霉素结合蛋白突变被认为是细菌对 β-内酰胺类抗菌药物产生耐药性的主要机制之一，突变后的青霉素结合蛋白与 β-内酰胺类抗菌药物的亲和力降低，导致耐药性产生。青霉素结合蛋白可分为低分子量和高分子量两大家族，低分子量只有青霉素结合蛋白 3，高分子量有 5 个青霉素结合蛋白，分为 A 类和 B 类，A 类有青霉素结合蛋白 1a、青霉素结合蛋白 1b 和青霉素结合蛋白 2a，B 类有青霉素结合蛋白 2b 和青霉素结合蛋白 2x。肺炎链球菌表达所有 6 个青霉素结合蛋白，其中青霉素结合蛋白 1a、青霉素结合蛋白 2b 和青霉素结合蛋白 2x 与耐药性关系更为密切，青霉素结合蛋白突变可能是该菌对 β-内酰胺类抗菌药物耐药的主要原因。文献报道，肺炎链球菌青霉素结合蛋白 2b 的基因第二个保守基序 SSN 附近 T445A 突变使其对青霉素的亲和力下降了 65%。另有文献也发现，肺炎链球菌青霉素结合蛋白 2x 的基因活性位点基序 S337TMK 中 T338G/A 和 M339F/L 突变可降低细菌对 β-内酰胺类抗菌药物的亲和力。国内文献报道，当青霉素对肺炎链球菌株最低抑菌浓度 >2 mg/L 时，大多数菌株青霉素结合蛋白 1a 和青霉素结合蛋白 2b 的基因发生了多位点突变。肺炎链球菌的青霉素结合蛋白点突变可产生累积效应，导致细菌耐药性增强。由于肺炎链球菌不产生 β-内酰胺酶，因此青霉素结合蛋白突变可能是该菌对 β-内酰胺类抗菌药物产生耐药性的主要机制，值得进一步深入研究。

2.*murM* 基因

肺炎链球菌 *murM* 基因产物为氨基酰连接酶，催化 Ala-tRNAAla或 Ser-tRNASer 与肽聚糖合成中间产物Ⅱ的连接，此连接物可使细菌对青霉素、头孢噻肟/头孢曲松高水平耐药，但高水平耐药必须发生在菌株有青霉素结合蛋白 1a、青霉素结合蛋白 2b、青霉素结合蛋白 2x 的基因突变基础上。

3.细菌感受态

细菌感受态是指细菌细胞膜通透性明显增强而能从环境中摄取大分子物质的独特状态。人工用化学试剂能使许多细菌处于感受态,但能自然产生感受态的细菌很少。肺炎链球菌在其高水平 *comC* 基因产物感受态刺激肽诱导下自然形成感受态, *comD*/*comE* 基因产物跨膜组氨酸激酶/胞质转录调节蛋白二元信号系统上调感受态刺激肽表达。跨膜组氨酸激酶抑制剂氯氰碘柳胺作用肺炎链球菌后,细菌感受态缺陷,对头孢胺噻等 β-内酰胺类抗菌药物的耐药性显著增强,此耐药性产生机制与青霉素结合蛋白突变无关。

4.CiaH/CiaR-TCSS 变异

肺炎链球菌 CiaH 胞外区可感受环境中 Ca^{2+} 水平变化,胞内区具有跨膜组氨酸激酶活性,可磷酸化激活下游作为胞质转录调节蛋白的 CiaR,CiaR 活化后可调控多个靶基因转录,从而参与细菌产生细菌素、维持细胞壁完整性、黏附定殖能力与毒力以及对 β-内酰胺类抗菌药物的耐药性。 *CiaH* 或 *CiaR* 基因敲除,可导致肺炎链球菌产生与青霉素结合蛋白突变无关的对青霉素和头孢噻肟高耐药性。文献报道,CiaH/CiaR 抑制肺炎链球菌形成感受态,显著提高青霉素结合蛋白 2x 突变株对细胞壁抑制剂介导细菌溶解的抵抗力,CiaH/CiaR 失活后细菌可产生对抗菌药物耐药性。

5.*cpoA* 基因

肺炎链球菌 *cpoA* 基因产物为糖基转移酶样蛋白,可调节细胞壁合成并参与脂质转运,使肽聚糖缺陷菌株仍能生存,但该基因敲除后细菌只能形成低水平迟发性感受态,同时产生与青霉素结合蛋白突变无关的对哌拉西林耐药性。

6.StkP-PhpP 信号偶联

肺炎链球菌 *stkP* 和 *PhpP* 基因组成操纵子结构(stkP-PhpP),前者表达产物是跨膜丝氨酸/苏氨酸激酶(serine/threonine kinase,STK),后者是 PP2Cc 型磷酸酶(phosphotase),两者组成 StkP-PhpP 信号偶联,在细胞壁合成、细胞生长和分裂繁殖、细菌毒力等方面发挥重要作用。文献首次报道,*stkP* 基因与肺炎链球菌产生青霉素结合蛋白非依赖青霉素耐药性密切相关。其他文献报道,亚致死量青霉素和头孢噻肟可诱导肺炎链球菌表达 $PhpP$,$PhpP$ 基因敲除后可导致 StkP 磷酸化,产生与青霉素结合蛋白突变无关的对青霉素和头孢噻肟高耐药性。研究发现,肺炎链球菌 CiaH/CiaR-TCSS 中 CiaR 可与 3 个青霉素结合蛋白基因启动子结合并调控其表达。文献报道,肺炎链球菌 CiaR 也可作为 StkP 激酶下游胞质转录调节蛋白,与 StkP 组成 StkP/CiaR-TCSS 参与亚致死量青霉素和头孢噻肟诱导的细菌耐药性产生。

(二)对大环内酯类抗菌药物的耐药机制

由于肺炎链球菌对青霉素等 β-内酰胺类抗菌药物耐药率不断升高,大环内酯类抗菌药物成为临床上治疗肺炎链球菌感染性疾病常用药物之一,但其广泛使用导致许多国家和地区逐渐出现了大环内酯类抗菌药物耐药肺炎链球菌菌株并开始流行。根据大环内酯类抗菌药物耐药表型差异可将肺炎链球菌分为 M 型和 MLSB 型。M 型菌株具有 $mefA/E$ 基因,对 14 元环(如红霉素等)和 15 元环(如阿奇霉素等)大环内酯类抗菌药物低水平耐药,但对 16 元环(如麦迪霉素、螺旋霉素等)大环内酯类及林可霉素类抗菌药物敏感。MLSB 型菌株同时具有 $mefA/E$ 和 $ermB$ 基因,对大环内酯类和林可霉素类抗菌药物均耐药。肺炎链球菌对大环内酯类抗菌药物的耐药机制主要是 $ermB$ 基因产物甲基化酶对大环内酯类抗菌药物结合核糖体的位点进行甲基化修饰和 $mefA/E$ 基因产物组成的药物主动外排泵外排功能增强,少数菌株可因核糖体突变对大环内酯类抗菌药物耐药。

1.核糖体甲基化酶修饰

$ermB$ 基因产物是核糖体甲基化酶。大环内酯类抗菌药物关键结合位点为肺炎链球菌核糖体的 50S 亚基 23SrRNA 的 2 058 位腺嘌呤残基,核糖体可使该腺嘌呤残基二甲基化,导致大环内酯类抗菌药物结合核糖体的能力以及亲和力显著下降。例如,仅有 $ermB$ 基因的肺炎链球菌菌株,即可表现为对大环内酯类抗菌药物高水平耐药(如红霉素最低抑菌浓度＞64 mg/L),但仅有 $mefA$ 基因的肺炎链球菌菌株对大环内酯类抗菌药物低水平耐药(如红霉素最低抑菌浓度为 1～32 mg/L)。

2.药物主动外排增强

由 mef 基因和 mel 基因编码的主动外排泵介导。不同细菌 mef 基因有 $mefA$、$mefE$ 和同源物 $mefI$,但序列同源性均高达90％以上,可利用质子流驱动将大环内酯类抗菌药物从菌体内胞中排出。mel 基因又称为 $msrD$ 基因,与耐甲氧西林金黄色葡萄球菌基因同源,编码 ABC 药物外排泵 ATP 转运蛋白,可将大环内酯类抗菌药物从核糖体中置换出来并转移至 mef 外排泵进行外排。肺炎链球菌 $mefE$ 基因产物为 405 个氨基酸组成的外排泵蛋白,与 mel 基因产物一起作为双组分外排泵运行,共同介导细菌对大环内酯类抗菌药物的耐药性。

3.核糖体突变

近年发现少数肺炎链球菌菌株核糖体突变也可导致对大环内酯类抗菌药物耐药,如核糖体 23SrRNA 突变和/或核糖体蛋白 L4 和 L22 编码基因突变。

(三)对喹诺酮类抗菌药物的耐药机制

喹诺酮类抗菌药物由人工合成,因此一些研究将其称为抗菌药物而非抗菌药物,临床上主要用于治疗泌尿生殖系统、呼吸系统和腹部感染。喹诺酮类抗菌药物通过抑制细菌 DNA 合成来达到抗菌效果,通常有两个药物作用靶点:参与 DNA 复制的 DNA 回旋酶和拓扑异构酶Ⅳ。对大多数革兰阳性菌,环丙沙星等喹诺酮类抗菌药物主要抑制拓扑异构酶Ⅳ,其次是 DNA 回旋酶,对革兰阴性菌则相反。由于对青霉素等 β-内酰胺类抗菌药物耐药的肺炎链球菌菌株流行,临床治疗儿童肺炎链球菌感染性疾病时使用喹诺酮类抗菌药物的情况也日趋增多。肺炎链球菌对喹诺酮类抗菌药物主要有两个耐药机制:DNA 回旋酶和拓扑异构酶Ⅳ中喹诺酮类耐药决定区域变异,以及药物外排泵作用增强。

1.喹诺酮类耐药决定区域变异

DNA回旋酶和拓扑异构酶Ⅳ均为2个亚基组成的异源四聚体。DNA回旋酶两个亚基分别由 *gyrA* 和 *gyrB* 基因编码,拓扑异构酶Ⅳ两个亚基分别由 *parC* 和 *parE* 基因编码,任一亚基突变均有可能对喹诺酮类抗菌药物产生耐药性。*gyrA* 和 *parC* 基因中一段核苷酸序列与喹诺酮类耐药密切相关,称为喹诺酮类耐药决定区域,*gyrA* 或 *parC* 基因中喹诺酮类耐药决定区域突变均导致肺炎链球菌对喹诺酮类抗菌药物低水平耐药,*gyrA* 和 *parC* 基因喹诺酮类耐药决定区域均突变时,可产生对喹诺酮类抗菌药物高水平耐药性。

2.药物主动外排增强

肺炎链球菌主动外排喹诺酮类抗菌药物是耐药的重要机制,但主要引起低水平耐药。有研究发现,25个医疗中心分离的205株喹诺酮类抗菌药物耐药肺炎链球菌中68%无喹诺酮类耐药决定区域突变,但外排泵抑制剂利血平作用后,这些耐药菌株对喹诺酮类抗菌药物敏感。

四、传播机制

肺炎链球菌在人与人之间通过空气飞沫传播,也可以在呼吸道自体转移,并经多种机制紧紧黏附于鼻咽部上皮细胞,引起不同程度的感染。

五、危险因素

(一)年龄

在2岁以下婴幼儿及65岁以上老年人群中,肺炎链球菌肺炎的发病率最高。随着宿主年龄的逐渐增长,肺炎链球菌携带率呈下降趋势。虽然疫苗接种能够有效降低肺炎链球菌的感染率,但年龄仍对疫苗接种后机体的反应和保护效果有影响。如23价肺炎球菌多糖疫苗虽可对抗大多数肺炎链球菌致病血清型,但由于荚膜多糖是不依赖于T细胞的抗原,因此免疫系统尚未完全发育成熟的婴幼儿无法对23价肺炎球菌多糖疫苗中大部分多糖抗原产生免疫反应,因此婴幼儿的肺炎链球菌感染率并没有因疫苗接种而明显降低。由此可见,宿主年龄与肺炎链球菌感染密切相关。

(二)基础性疾病

获得性免疫缺陷综合征患者感染肺炎链球菌的预后更差。慢性哮喘患儿鼻咽部的肺炎链球菌携带率高于健康儿童,且更易患肺炎链球菌侵袭性肺炎。基础疾病所导致的免疫力下降使机体更易感染肺炎链球菌,并在感染后更易引发呼吸衰竭、脓毒血症和肺脓肿等并发症,增加肺炎链球菌感染的致死率。因此,基础性疾病是引发肺炎链球菌感染及患者病情加重的因素之一。

(三)自身免疫力

人体免疫系统具有强大的防御功能,完善的免疫系统能够在感染发生之前清除病原体。宿主的免疫防御能力是肺炎链球菌感染人体的关键因素。肺炎链球菌的易感人群大部分为免疫力较差人群,良好的免疫力是预防肺炎链球菌感染的重要前提,合理饮食、适当锻炼对于预防肺炎链球菌所致疾病必不可少。

(四)与病毒的协同作用

甲型流感病毒感染促进了定植的肺炎链球菌对宿主的侵袭,且大部分流感病毒感染致死病例也由继发性细菌感染引起,其原因可能是流感病毒通过诱发宿主炎症促进肺炎链球菌传播。除流感病毒外,呼吸道合胞病毒或其他病毒也常常能在社区获得性肺炎患者体内检测到;此外,副流感病毒和腺病毒等也常常与肺炎链球菌肺炎同时发生。可见,病毒的协同作用和肺炎链球菌感染之间存在紧密联系。

(五)季节

冬季、春季是儿童特别是婴幼儿感冒及上呼吸道感染高发时期。肺炎链球菌感染在春、冬季节检出率较高,具有季节性特征。

六、病因、病机

耐药肺炎链球菌多定植于鼻咽部位,肺在窍为鼻,而咽喉为肺之门户,二者均与肺脏相连。耐药肺炎链球菌侵入肺卫,若患者本身正气不足,则症状即显。此时患者正气抵抗耐药肺炎链球菌,两者相争故而发热。若患者正气盛,耐药肺炎链球菌则会潜伏体内,待患者因受凉、淋雨、疲劳、醉酒等正气不足时,耐药肺炎链球菌可乘虚入侵,引发症状。

七、诊断

(一)病史

患者发病前常有受凉、淋雨、疲劳、醉酒、精神刺激、病毒感染史,半数病例有数日的上呼吸道感染先驱症状。

(二)症状

起病多急骤,有高热、寒战,体温在数小时内可以升到 39～40℃,高峰在下午或傍晚,也可呈稽留热,与脉率相平行。患者感到全身肌肉酸痛,患侧胸部疼痛,可放射到肩部、腹部,咳嗽或深呼吸时加剧。痰少,可带血丝或呈铁锈色。胃纳锐减,偶有恶心、呕吐、腹痛或腹泻,有时误诊为急腹症。本病自然病程为 1～2 周,发病 5～10 天,发热可以自行骤降或逐渐减退。使用有效的抗菌药物,可使体温在 1～3 天恢复正常,其他症状随之消失,逐渐恢复健康。

(三)体征

患者呈急病容,面颊绯红,皮肤干燥。口角和鼻周可出现单纯性疱疹。病变广泛时可出现气急、发绀。有败血症者,皮肤和黏膜可有出血点;巩膜黄染;颈有阻力提示可能累及脑膜。早期肺部体征无明显异常,仅有胸廓呼吸运动幅度减小,轻度叩浊,听诊呼吸音减低和胸膜摩擦音。肺实变时有典型的叩浊、语颤增强和支气管呼吸音。消散期可闻及湿啰音。心率增快,有时心律不齐。

(四)辅助检查

1.血常规

血白细胞计数多数在(10～20)×10^9/L,中性粒细胞多在 80% 以上,并有核左移或胞质内毒性颗粒。年老体弱、酗酒、免疫低下者的白细胞计数常不增高,中性粒细胞百分比仍仍高。

2.血培养

在抗菌药物使用前做血培养,20%可呈阳性。

3.痰培养

涂片检查有大量中性粒细胞和革兰阳性成对或短链状球菌,在细胞内者更有意义。痰培养在24～48小时可以确定病原体。

4.X线检查

早期仅见肺纹理增粗或肺段、叶稍模糊;实变期在实变阴影中可见支气管气道征,肋膈角可有少量胸腔积液征;消散期炎症浸润逐渐吸收,可有片块区域吸收较早,呈现"假空洞"征。多数在起病3～4周完全消散。老年患者病灶消散较慢,可成为机化性肺炎。

八、鉴别诊断

(一)常见表现鉴别诊断

1.急性结核性肺炎

急性结核性肺炎临床表现与肺炎链球菌肺炎相似,X线也有肺实变,但结核病常有低热乏力,痰中容易找到结核分枝杆菌。X线显示病变多在肺尖或锁骨上、下,密度不均,久不消散,且可形成空洞和肺内播散。典型肺炎多发生于中下叶,阴影密度均匀。而肺炎链球菌肺炎经青霉素等治疗3～5天,体温多能恢复正常,肺内炎症也较快吸收。

2.肺癌

少数周围型肺癌X线影像颇似肺部炎症,但一般不发热或仅有低热,外周血白细胞计数不高,痰中找到癌细胞可以确诊。中央型肺癌可伴阻塞性肺炎,经抗菌药物治疗后炎症消退,肿瘤阴影渐趋明显;或者伴发肺门淋巴结肿大、肺不张。对于有效抗菌药物治疗下炎症久不消散或者消散后又复出现者,尤其在年龄较大者,要注意分析,必要时做计算机体层显像、痰脱落细胞和纤维支气管镜检查等,以确定诊断。

3.急性肺脓肿

早期临床表现与肺炎链球菌肺炎相似。但随着病程的发展,出现大量特征性的脓臭痰。致病菌有金黄色葡萄球菌、克雷伯菌及其他革兰阴性杆菌和厌氧菌等。葡萄球菌肺炎病情往往较重,咳脓痰。X线胸片表现为大片炎症,伴空洞及液平。克雷伯菌肺炎常引起坏死性肺叶炎症,累及上叶多见,痰呈红棕色胶冻样。肺脓肿X线显示脓腔和液平,较易鉴别。但须警惕肺脓肿与肺结核可同时存在。

4.其他病菌引起的肺炎

葡萄球菌肺炎和革兰阴性杆菌肺炎,临床表现较严重。克雷伯菌肺炎等常见于体弱、心肺慢性疾病或免疫受损患者,多为院内继发感染;痰液、血或胸液细菌阳性培养是诊断不可缺少的依据。病毒和支原体肺炎一般病情较轻,支原体肺炎和衣原体肺炎较少引起整个肺叶实变,可常年发作,无明显季节特征,白细胞常无明显增加。临床过程、痰液病原体分离和血液免疫学实验对诊断有重要意义。

(二)非典型表现鉴别诊断

1.渗出性胸膜炎

渗出性胸膜炎有类似肺炎的表现,如胸痛、发热、气急等症,但咳嗽较轻,一般无血痰,胸液量多时可用X线检查、B超定位进行胸腔穿刺抽液,以明确诊断,须注意肺炎旁积液的发生。

2.肺栓塞

肺栓塞常发生于手术、长期卧床或下肢血栓性静脉炎患者,表现为突然气急、咳嗽、咯血、胸痛甚至昏迷,一般无寒战和高热,白细胞中等度增加,咯血较多见,很少出现口角疱疹。肺动脉增强螺旋计算机体层显像或肺血管造影可以明确诊断,但须警惕肺炎与肺栓塞可同时存在。

3.腹部疾病

肺炎的脓毒血症可发生腹部症状,病变位于下叶者可累及膈胸膜,出现上腹痛,应注意与膈下脓肿、胆囊炎、胰腺炎、胃肠炎等进行鉴别。

九、辨证要点

(一)辨病位

耐药肺炎链球菌积聚于肺,肺失宣降,津停为液,液聚为痰,痰聚成湿,故患者可见胸闷、胸痛、恶心、呕吐、纳差;或肺热传胃,肺胃同热,致使恶心、呕吐、纳差,从而以为病位在胃。因此,这辨证时,应仔细分辨病位。

(二)辨虚实

患者在耐药肺炎链球菌感染前常有受凉、疲劳或其他基础疾病史,从而导致正气不足,一开始会出现高热等实证症状,而随着耐药肺炎链球菌的入侵,患者会呈现两颧潮红等虚证,不过虽有虚象,但患者仍有实证,因此辨证时要分清表实本虚和虚实夹杂,避免耽误治疗。

十、辨证论治

(一)邪犯肺卫

症状:咳嗽频剧,气粗或咳声嘶哑,喉燥咽痛,咳痰不爽,痰黏稠或色黄,常伴有鼻流黄涕,口渴,头痛,恶风,身热;舌红,苔薄黄,脉浮数或浮滑。

治法:疏风清热,宣肺止咳。

方药:桑菊饮加减。

主要药物:桑叶、菊花、苦杏仁、连翘、薄荷、桔梗、芦根、甘草。若咳甚,加浙贝母、枇杷叶;若肺热甚,加黄芩、鱼腥草;咽痛,加牛蒡子、射干;若热伤肺津,咽燥口干,舌质红,加南沙参、天花粉、芦根;若痰中带血,加白茅根、藕节。

(二)痰热壅肺

症状:喘咳气涌,胸部胀痛,痰多质黏色黄或夹血痰;伴胸中烦闷,身热有汗,口渴而喜冷饮;面赤咽干,尿赤便秘;舌质红,苔黄腻,脉滑数。

治法:清热化痰,宽胸止咳。

方药:麻杏石甘汤合千金苇茎汤加减。

主要药物:麻黄、杏仁、石膏、甘草、苇茎、生薏苡仁、冬瓜子、桃仁。身热重者,可加重石膏用量;喘甚痰多,黏稠色黄者,可加葶苈子、海蛤壳、鱼腥草、冬瓜仁、薏苡仁;腑气不通,便秘者,加瓜蒌仁、大黄或玄明粉。

(三)痰瘀阻肺

症状:咳嗽痰多,色白或呈泡沫,喉间痰鸣,喘息不能平卧,胸部膨满,憋闷如塞,面色灰白而暗,唇甲发绀;舌质暗或紫,舌下瘀筋增粗,苔腻或浊腻,脉弦滑。

治法:涤痰祛瘀,泻肺平喘。

代表方:葶苈大枣泻肺汤合桂枝茯苓丸。

主要药物:葶苈子、大枣、桂枝、茯苓、牡丹皮、芍药、桃仁。痰多可加三子养亲汤;若腑气不利,大便不畅者,加大黄、厚朴。

(四)肺阴亏损

症状:干咳,咳声短促,或咳少量黏痰,或痰中带血丝或血点,色鲜红,胸部隐隐闷痛,午后手足心热,皮肤干灼,口干咽燥,或有轻微盗汗;舌边尖红,苔薄,脉细或兼数。

治法:滋阴润肺。

代表方:月华丸。

主要药物:沙参、麦冬、天冬、生地黄、熟地黄、阿胶、山药、茯苓、桑叶、菊花、百部、川贝母、三七、獭肝。若咳嗽频而痰少质黏者,可酌加甜杏仁、贝母、海蛤壳、竹茹;痰中带血较多者,宜加白及、仙鹤草、白茅根、藕节等;若低热不退,可配银柴胡、地骨皮、功劳叶、胡黄连等;若久咳不已,声音嘶哑者,加诃子皮、木蝴蝶、凤凰衣等。

(五)气阴两虚

症状:呛咳,语声低微,面色白,自汗畏风;痰少质黏,口咽干;舌质红苔白,脉细弱或虚大。

治法:补肺益气。

方药:玉屏风散合生脉散。

主要药物:黄芪、白术、防风、人参、麦冬、五味子。若恶风明显,加用桂枝汤;阳虚者,加附子;痰多,加前胡、杏仁。

(六)脾肺两虚

症状:久咳不止,气短而喘,咳声低微,咯痰清稀,食欲减退,腹胀便溏,面白无华,神疲乏力,声低懒言,或见面浮肢肿,舌淡苔白滑,脉弱。

治法:补肺健脾益气。

方药:玉屏风散合六君子汤。

主要药物:黄芪、白术、防风、人参、茯苓、炙甘草、陈皮、半夏。若脾阳不振,形寒肢冷者,加附子、干姜;若中虚喘哮,痰壅气滞者,加三子养亲汤;若脾虚气陷,少气懒言者,可改用补中益气汤加减治疗。

(七)正虚邪恋

症状:身热渐退,咳嗽减轻,咯吐脓血渐少,臭味亦减,痰液转为清稀,精神渐振,食欲改善,或见胸胁隐痛,难以久卧,气短乏力,自汗,盗汗,低热,午后潮热,心烦,口干咽燥,面色不华,形瘦神疲;舌质红或淡红,苔薄,脉细或细数无力。

治法:益气养阴,润肺化痰。

方药:竹叶石膏汤加减。

主要药物:竹叶、石膏、麦冬、人参、半夏、甘草。脾虚食少便溏者,配白术、山药、茯苓。如有低热,可酌配青蒿、白薇、地骨皮;若邪恋正虚,咳痰腥臭脓浊,反复迁延,日久不净,当扶正祛邪,治以益气养阴,排脓解毒,酌加鱼腥草、败酱草、金荞麦等。

第四节　屎肠球菌

一、概述

肠球菌是人类和动物的共生菌群,因其能产生乳酸,所以归属于乳酸菌类。肠球菌是一种益生菌,对维持肠道菌群生态平衡起到重要作用。以前被认为是临床影响最小的微生物,现在已成为人类常见的机会致病菌。屎肠球菌是肠球菌中常见的致病菌之一。

二、耐药现状

随着抗菌药物的广泛应用,由于肠球菌对抗菌药物的敏感性下降,导致了耐药菌的大量出现,耐药肠球菌引起疾病挑战日益加剧。耐万古霉素肠球菌自 20 世纪 80 年代中期被发现后,随即在全球蔓延,甚至在一些医院发现多达 80% 的屎肠球菌分离株对万古霉素耐药。研究表明,肠球菌对四环素耐药率为 40%～55%,对青霉素的耐药率＞80%。有报道显示,屎肠球菌对左氧氟沙星耐药率＞75%,对氨苄西林、红霉素的耐药率＞80%,对利奈唑胺、喹努普汀、达福普汀耐药率＜10%,对替加环素、替考拉宁、万古霉素耐药率＜5%。高浓度链霉素耐药率由 59.2% 下降至 28.7%,高浓度庆大霉素耐药率从 61.2% 下降至 28.8%,但呋喃妥因耐药率由 46.6% 上升至 61.5%。

三、耐药机制

由于肠球菌细胞壁坚厚,肠球菌由于对几种抗菌药物(如青霉素、氨苄西林和大多数头孢菌素)具有天然耐药性,同时具有快速获得毒力和多重耐药的能力,因此被认为是医院内重要的病原体。

糖肽类抗菌药物包括万古霉素、替考拉宁、多粘菌素和杆菌肽等,是一类具有 D-丙氨酰-D-丙氨酸结合性和七肽结构的抗菌药物,它和革兰阳性菌细胞壁上的五肽糖前体的羟基末端 D-丙氨酰-D-丙氨酸结合形成复合体,阻止肽聚糖聚合所需的转糖基和转肽反应,阻断肠球菌细胞壁的生物合成,导致细菌死亡。肠球菌对糖肽类药物耐药是通过对肽聚糖前体末端 D-丙氨酰-D-丙氨酸的降解及以 D-丙氨酰-D-乳酸或 D-丙氨酰-D-丝氨酸为末端的肽聚糖前体的合成,降低与抗菌药物的亲和力,从而产生耐药。目前为止,已报道的万古霉素耐药基因,包括 8 种获得性耐药基因(*vanA*、*vanB*、*vanD*、*vanM*、*vanE*、*vanG*、*vanL* 和 *vanN*)和一种天然耐药基因 *vanC*2.6-9。其中 *van4*、*vanB*、*vanD* 和 *vanM* 耐药基因(通常位于质粒),可以编码合成 D-丙氨酰-D-乳酸为末端的肽聚糖前体,介导万古霉素中度或高度耐药;而 *vanE*、*vanG*、*vanL*、*vanN* 和 *vanC*(位于染色体),可以编码合成 D-丙氨酰-D-丝氨酸为末端的肽聚糖前体,介导万古霉素低水平耐药。*vanA* 和 *vanB* 基因是全球最流行的耐药基因型,分离菌株以屎肠球菌为主。*vanA* 型耐万古霉素肠球菌对糖肽类万古霉素和替考拉宁均高水平耐药,而 *vanB* 型耐万古霉素肠球菌对万古霉素耐药却对替考拉宁敏感。在我国,大部分耐万古霉素肠球菌临床分离株携带 *vanA* 耐药基因,且以屎肠球菌为主。

四、传播机制

耐药屎肠球菌主要是通过医院内环境或与医院内人员接触获得的。同时,屎肠球菌作为人和动物共生菌种,不仅会引起人的感染,也会引起动物感染尤其是食用动物,两者应用的抗菌药物相似,导致耐药屎肠球菌在人与动物之间传播。

五、危险因素

(一)长期住院

长期住院患者大多自身机体免疫力低下,抵抗细菌入侵能力不足,同时长期处于医院环境中,接触到耐药屎肠球菌的概率大大增加,易引起耐药屎肠球菌感染。

(二)侵入性操作

机械通气易造成机体自然防御功能破坏,破坏呼吸道黏膜,同时耐药屎肠球菌以误吸及气溶胶或凝胶吸入的方式进入下呼吸道,从而导致耐药屎肠球菌侵入人体,引发耐药屎肠球菌呼吸系统感染。

(三)食用动物

屎肠球菌是人和动物共生菌种,两者应用的抗菌药物也相似,如果食用不卫生动物肉类也可导致耐药屎肠球菌感染。

六、病因、病机

耐药屎肠球菌入侵是耐药屎肠球菌呼吸系统感染的病因,耐药屎肠球菌一般不直接侵入肺脏,多是先定植于在其他脏腑,随血脉津液进入肺脏。"正气存内,邪不可干",耐药屎肠球菌入侵是耐药屎肠球菌呼吸系统感染的病因,而正气不足才是发病的关键,同时也是耐药屎肠球菌呼吸系统感染传变、转归的决定性因素。如正气较强,则能抗御耐药屎肠球菌,逐渐趋于好转;如正气虚弱,耐药屎肠球菌常由轻转重。

七、诊断

(一)易感人群

屎肠球菌虽不易引起呼吸系统感染,但老年人和重症患者由于自身免疫力低下等也可引发呼吸系统感染。

(二)病史

患者多有重大疾病史如免疫抑制、器官移植、血液系统恶性肿瘤、实体癌、肾功能衰竭、心脑血管疾病和慢性阻塞性肺疾病等,或侵入操作史如气管插管、机械通气,甚至尿道插管也可引患者发呼吸系统感染。患者在院期间可能接受过抗菌药物治疗。

(三)症状

临床表现为高热、咳嗽并伴有黄痰、疲倦、乏力、呕吐。肺部听诊异常,可听到呼吸声减弱和/或哮鸣音。严重者会出现肺脓肿、脓胸、呼吸衰竭等。

(四)辅助检查

1.影像学检查

影像学是诊断的重要基本手段,应常规行 X 线胸片,尽可能行胸部计算机体层显像检查。对于危重症或无法行胸部计算机体层显像的患者,有条件的医院可考虑床旁肺超声检查。胸部 X 线或计算机体层显像可显示新出现或进展性的浸润影、实变影或磨玻璃影。

2.实验室检查

(1)血常规白细胞总数增多,一般在$(10\sim30)\times10^9/L$,中性粒细胞百分比增高,可出现明显核左移及细胞内中毒性颗粒,嗜酸粒细胞减少或消失。机体反应性较差者白细胞总数可正常或偏低,但中性粒细胞百分比仍增高。

（2）病原学检查以中段尿、脓液、血培养、骨髓培养、脑脊液、胸腹水等涂片检查和培养,细菌培养阳性则可以确诊。

八、鉴别诊断

（一）粪肠球菌呼吸系统感染

屎肠球菌与粪肠球菌同属肠球菌,其发病机制、耐药机制,以及临床症状都有相似之处,临床常不区别对待,但近年来两者的耐药现状出现不同之处,因此为了更好地治疗呼吸系统耐药菌感染,临床应做病原学检查以明确诊断。

（二）其他病原体引起的呼吸系统感染

主要与其他病原体引起的肺部感染相鉴别,通过痰、血和其他体液培养分离到病原体一般可以明确诊断。

九、辨证要点

（一）辨病位

耐药屎肠球菌呼吸系统感染经常与耐药屎肠球菌其他部位感染相继出现,又因耐药屎肠球菌导致的呼吸系统感染较少,在出现高热、乏力、疲倦等一般感染性症状时,易遗漏耐药屎肠球菌呼吸系统感染的可能,误以为是其他系统感染的并发症状。因此,当耐药屎肠球菌感染患者出现呼吸系统相关症状时,应引起注意。

（二）辨病因

耐药屎肠球菌呼吸系统感染多是其他部位的耐药屎肠球菌经血脉津液到达肺脏,因此当确诊耐药屎肠球菌呼吸系统感染时应追根溯源,确定其病因在哪,如肺胃同病则肺胃同治,以防止耐药屎肠球菌感染复发。

（三）辨虚实

耐药屎肠球菌呼吸系统感染患者多为年老体弱或有重大疾病,因此耐药屎肠球菌呼吸系统感染的本质是标实本虚,在治疗时要分清标本主次,虚实轻重。一般感邪发作时偏于标实,平时偏于本虚。标实为痰浊、瘀血,早期痰浊为主,渐而痰瘀并重。中期痰瘀壅盛,正气虚衰,本虚与标实并重。后期正气耗损,以虚证为主。

十、辨证论治

(一)肺热壅盛

症状:喘咳气涌,胸部胀痛,痰多质黏色黄或夹血痰;伴胸中烦闷,身热有汗,口渴而喜冷饮;面赤咽干,尿赤便秘;舌质红,苔黄腻,脉滑数。

治法:清热化痰,宣肺平喘。

方药:桑白皮汤。

主要药物:桑白皮、半夏、紫苏子、杏仁、贝母、栀子、黄芩、黄连。身热重者,可加石膏;喘甚痰多,黏稠色黄者,可加葶苈子、海蛤壳、鱼腥草、冬瓜仁、薏苡仁;腑气不通,便秘者,加瓜蒌仁、大黄或玄明粉。

(二)热闭心包

症状:突然昏仆,不省人事;牙关紧闭,口噤不开,两手握固,大小便闭,肢体强痉,兼有面赤身热,气粗口臭,躁扰不宁;舌苔黄腻,脉弦滑而数。

治法:清热化痰,开窍醒神。

方药:羚羊角汤合用安宫牛黄丸。

主要药物:羚羊角粉、菊花、夏枯草、蝉蜕、柴胡、薄荷、生石决明、龟甲、白芍、生地黄、牡丹皮、大枣,合用安宫牛黄丸辛凉开窍醒脑。若痰盛神昏者,可合用至宝丹或清宫汤;若热闭神昏兼有抽搐者,可加全蝎、蜈蚣,或合用紫雪丹。

(三)肺胃热盛

症状:咳嗽气粗,痰多黄稠或黏厚,咳吐不爽,或有热腥味,或夹有血丝,壮热汗出,项背强急,手足挛急,腹满便结,口渴喜冷饮;舌质红,苔黄燥,脉弦数。

治法:清泄胃热,肃肺止咳。

方药:白虎汤合清金化痰汤。

主要药物:石膏、知母、粳米、甘草、桑白皮、黄芩、栀子、知母、浙贝母、瓜蒌子、桔梗、橘红、茯苓、麦冬、甘草。若痰热较甚,咳黄脓痰或痰有热腥味,可加鱼腥草、鲜竹沥、薏苡仁、冬瓜子;若胸满咳逆,痰多,便秘,加葶苈子、大黄、芒硝;若口干明显,舌红少津,加北沙参、麦冬、天花粉。

(四)气阴两虚

症状:呛咳,语声低微,面色白,自汗畏风;痰少质黏,口咽干;舌质红苔白,脉细弱或虚大。

治法:补肺益气。

方药:玉屏风散合生脉散。

主要药物:黄芪、白术、防风、人参、麦冬、五味子。若恶风明显,加用桂枝汤;阳虚者,加附子;痰多,加前胡、杏仁。

(五)阴阳虚损

症状:咳逆喘息少气,咳痰色白,或夹血丝,血色暗淡,潮热,自汗,盗汗,声嘶或失音,面浮肢肿,心慌,唇紫,肢冷,形寒,或见五更泄泻,口舌生糜,大肉尽脱;舌质光淡隐紫,少津,脉微细而数,或虚大无力。

治法:滋阴补阳。

代表方:补天大造丸。

主要药物:人参、黄芪、白术、山药、茯苓、枸杞子、熟地黄、白芍、龟甲胶、鹿角胶、紫河车、当归、酸枣仁、远志。另可加百合、麦冬、阿胶、山茱萸。若肾虚气逆喘息者,配冬虫夏草、蛤蚧、紫石英、诃子;心悸者加柏子仁、龙齿、丹参;见五更泄泻,配煨肉豆蔻、补骨脂。

(六)正虚邪恋证

症状:身热渐退,咳嗽减轻,咯吐脓血渐少,臭味亦减,痰液转为清稀,精神渐振,食欲改善,或见胸胁隐痛,难以久卧,气短乏力,自汗,盗汗,低热,午后潮热,心烦,口干咽燥,面色不华,形瘦神疲;舌质红或淡红,苔薄,脉细或细数无力。

治法:益气养阴,润肺化痰。

方药:竹叶石膏汤加减。

主要药物:竹叶、石膏、麦冬、人参、半夏、甘草。脾虚食少便溏者,配白术、山药、茯苓。如有低热,可酌配青蒿、白薇、地骨皮;若邪恋正虚,咳痰腥臭脓浊,反复迁延,日久不净,当扶正祛邪,治以益气养阴,排脓解毒,酌加鱼腥草、败酱草、金荞麦等。

第五节 粪肠球菌

一、概述

粪肠球菌与屎肠球菌同属肠球菌,是人类和动物的共生菌群。两者结构及功能相似,是目前肠球菌中常见的致病菌。

二、耐药现状

耐万古霉素肠球菌自 20 世纪 80 年代中期被发现后,随即在全球蔓延,目前研究表明,肠球菌对四环素耐药率为 $40\%\sim55\%$,对青霉素的耐药率 $>80\%$。有报道显示,粪肠球菌对喹努普汀/达福普汀耐药率均 $>70\%$,对四环素耐药率 $>48\%$,对高浓度庆大霉素耐药率 $>20\%$,而环丙沙星、莫西沙星、左氧氟沙星、氨苄西林和青霉素 G 耐药率则 $<25\%$,呋喃妥因、替加环素和万古霉素耐药率均 $<4\%$。

三、耐药机制

参考本章第四节耐药机制。

四、传播机制

参考本章第四节传播机制。

五、危险因素

参考本章第四节危险因素。

六、病因、病机

耐药粪肠球菌呼吸系统感染其病因、病机与耐药屎肠球菌相似,同样不直接侵入肺脏,多是先定植于在其他脏腑,随血脉津液进入肺脏。发病的关键同样是正气不足,这也是耐药粪肠球菌呼吸系统感染传变、转归的决定性因素。不过,耐药粪肠球菌其毒性低于耐药屎肠球菌,因此,其症状一般较耐药屎肠球菌轻。

七、诊断

(一)易感人群

粪肠球菌虽不易引起呼吸系统感染,但老年人和重症患者由于自身免疫力低下等也可引发呼吸系统感染。

(二)病史

患者多有重大疾病史如免疫抑制、器官移植、血液系统恶性肿瘤、实体癌、肾功能衰竭、心脑血管疾病和慢性阻塞性肺疾病等,或侵入操作史如气管插管、机械通气,甚至尿道插管也可引患者发呼吸系统感染。患者在院期间可能接受过抗菌药物治疗。

(三)症状

临床表现为高热、咳嗽并伴有黄痰、疲倦、乏力、呕吐。肺部听诊异常,可听到呼吸声减弱和/或哮鸣音。严重者会出现肺脓肿、脓胸、呼吸衰竭等。

(四)辅助检查

1.影像学检查

影像学是诊断的重要基本手段,应常规行 X 线胸片,尽可能行胸部计算机体层显像检查。对于危重症或无法行胸部计算机体层显像的患者,有条件的医院可考虑床旁肺超声检查。胸部 X 线或计算机体层显像可显示新出现或进展性的浸润影、实变影或磨玻璃影。

2.实验室检查

(1)血常规白细胞总数增多,一般在$(10\sim30)\times10^9/L$,中性粒细胞百分比增高,可出现明显核左移及细胞内中毒性颗粒,嗜酸粒细胞减少或消失。机体反应性较差者白细胞总数可正常或偏低,但中性粒细胞百分比仍增高。

（2）病原学检查以中段尿、脓液、血培养、骨髓培养、脑脊液、胸腹水等涂片检查和培养,细菌培养阳性则可以确诊。

八、鉴别诊断

（一）屎肠球菌呼吸系统感染

粪肠球菌与屎肠球菌同属肠球菌,其发病机制、耐药机制,以及临床症状都有相似之处,临床常不区别对待,但近年来两者的耐药现状出现不同之处,由于粪肠球菌毒力较屎肠球菌轻,其耐药程度也小于屎肠球菌,因此,为了更好地治疗呼吸系统感染,临床应做病原学检查以明确诊断。

（二）其他病原体引起的呼吸系统感染

主要与其他病原体引起的肺部感染相鉴别,通过痰、血和其他体液培养分离到病原体一般可以明确诊断。

九、辨证要点

参考本章第四节辨证要点。

十、辨证论治

（一）风热犯肺

症状:咳嗽频剧,气粗或咳声嘶哑,喉燥咽痛,咳痰不爽,痰黏稠或色黄,常伴有鼻流黄涕,口渴,头痛,恶风,身热;舌红,苔薄黄,脉浮数或浮滑。

治法:疏风清热,宣肺止咳。

方药:桑菊饮加减。

主要药物:由桑叶、菊花、苦杏仁、连翘、薄荷、桔梗、芦根、甘草。若咳甚,加浙贝母、枇杷叶;若肺热甚,加黄芩、鱼腥草;咽痛,加牛蒡子、射干;若热伤肺津,咽燥口干,舌质红,加南沙参、天花粉、芦根;若痰中带血,加白茅根、藕节。

（二）肺热壅盛

症状:喘咳气涌,胸部胀痛,痰多质黏色黄或夹血痰;伴胸中烦闷,身热有汗,口渴而喜冷饮;面赤咽干,尿赤便秘;舌质红,苔黄腻,脉滑数。

治法：清热化痰，宣肺平喘。

方药：桑白皮汤。

主要药物：桑白皮、半夏、紫苏子、杏仁、贝母、栀子、黄芩、黄连。身热重者，可加石膏；喘甚痰多，黏稠色黄者，可加葶苈子、海蛤壳、鱼腥草、冬瓜仁、薏苡仁；腑气不通，便秘者，加瓜蒌仁、大黄或玄明粉。

(三)肺胃热盛

症状：咳嗽气粗，痰多黄稠或黏厚，咳吐不爽，或有热腥味，或夹有血丝，壮热汗出，项背强急，手足挛急，腹满便结，口渴喜冷饮；舌质红，苔黄燥，脉弦数。

治法：清泄胃热，肃肺止咳。

方药：白虎汤合清金化痰汤。

主要药物：石膏、知母、粳米、甘草、桑白皮、黄芩、栀子、知母、浙贝母、瓜蒌子、桔梗、橘红、茯苓、麦冬、甘草。若痰热较甚，咳黄脓痰或痰有热腥味，可加鱼腥草、鲜竹沥、薏苡仁、冬瓜；若胸满咳逆，痰多，便秘，加葶苈子、大黄、芒硝；若口干明显，舌红少津，加北沙参、麦冬、天花粉。

(四)气阴两虚

症状：呛咳，语声低微，面色白，自汗畏风；痰少质黏，口咽干；舌质红苔白，脉细弱或虚大。

治法：补肺益气。

方药：玉屏风散合生脉散。

主要药物：黄芪、白术、防风、人参、麦冬、五味子。若恶风明显，加用桂枝汤；阳虚者，加附子；痰多，加前胡、杏仁。

第五章

常见革兰阴性耐药菌感染辨证论治

第一节　肺炎克雷伯菌

一、概述

肺炎克雷伯菌是克雷伯菌属中最重要的菌种,外环境可能是人体定植和感染肺炎克雷伯菌的一个来源。该菌广泛存在于水体、土壤、植物表面。可引起社区获得性感染和医院获得性感染,产酸克雷伯菌是医院环境中的主要病原体。克雷伯菌肺炎也称肺炎杆菌肺炎或弗利兰德杆菌肺炎,是由肺炎克雷伯菌引起的急性肺部炎症。多见于年老体弱、营养不良、慢性酒精中毒和已有慢性肺部疾病的患者。肺炎克雷伯菌肺炎分原发和继发两种。

二、耐药现状

肺炎克雷伯菌是过去数十年间抗菌药物耐药性急剧增加的几种细菌之一。其中对头孢菌素类、碳青霉烯类抗菌药物耐药的肺炎克雷伯菌近年增多。根据中国细菌耐药性监测网公布的数据,临床分离的肺炎克雷伯菌对第三代头孢菌素类抗菌药物耐药率>40%。

三、耐药机制

许多研究表明,外环境中的肺炎克雷伯菌在生化特征、毒力特征、致病性方面,以及对细菌素的敏感性方面与临床分离的菌株非常相似,但是在血清型方面存在差异。而且,临床分离菌株比外环境菌株对抗菌药物更加耐药,提示临床菌株存在着抗菌药物选择压力。

(一)对头孢菌素类抗菌药物耐药机制

肺炎克雷伯菌对头孢菌素类抗菌药物耐药机制是产超广谱 β-内酰胺酶。β-内酰胺酶是一类由质粒介导的能水解所有青霉素类、头孢菌素类和单胺类氨曲南的酶。1983 年,在联邦德国从臭鼻克雷伯菌首次分离出产 SHV-2 型 β-内酰胺酶。随后世界各地不断有新的 β-内酰胺酶检出报道。

β-内酰胺酶不能水解头霉素类和碳青霉烯类药物,能被克拉维酸、舒巴坦和三唑巴坦等 β-内酰胺酶抑制剂所抑制。β-内酰胺酶通常由位于质粒上的编码 *CTX-M*、*SHV* 和/或 *TEM* 酶结构基因突变,使酶活性中心一个或数个氨基酸发生取代而引起。部分产 β-内酰胺酶菌株不但对 β-内酰胺类抗菌药耐药而且也常伴有对氨基糖苷类和喹诺酮类等耐药,因此给临床抗感染治疗带来很大困难。

自从 1994 年第 1 例 SHV 型 β-内酰胺酶在我国被报道以后,我国 β-内酰胺酶发生率一直在上升。在我国 β-内酰胺酶主要是 CTX-M 型。目前,在我国临床分离的肺炎克雷伯菌中报道的 CTX-M 型类别已经>10 种。另外,在健康人群肠道及市售的食品中也有检出产 β-内酰胺酶的肺炎克雷伯菌。

(二)肺炎克雷伯菌对碳青霉烯类抗菌药物耐药机制

肺炎克雷伯菌对碳青霉烯类抗菌药物耐药的机制主要是产碳青霉烯酶。耐碳青霉烯类抗菌药物肺炎克雷伯菌是临床常见的耐药菌之一,常导致临床抗菌药物治疗的失败和病程迁延,同时会引起院内感染和暴发而导致严重的公共卫生问题。2017 年 2 月 27 日世界卫生组织发布了迫切需要新型抗菌药物的细菌清单,根据对新型抗菌药物的迫切需求程度将 12 种耐药形势严峻的细菌分为 3 个类别:极为重要、十分重要和中等重要,其中耐碳青霉类抗菌药物的肠杆菌科细菌位于 1 类重点的极为重要清单中。在对碳青霉烯类抗菌药物耐药的肠杆菌科细菌中耐碳青霉烯类抗菌药物肺炎克雷伯菌占有非常大的比例,而且我国临床分离肺炎克售伯菌对碳青霉烯类抗菌药物的耐药率在过去 10 年间呈较大幅度增加。

自从 2001 年在美国报道了第 1 例携带 KPC-2 型耐药基因的耐碳青霉烯类抗菌药物肺炎克雷伯菌以来,世界各地不断有耐碳青霉烯类抗菌药物肺炎克雷伯菌的报道。在中国,报道的首例 CRKI 发现于 2007 年,随后在全国各地均有报道。中国临床分离的耐碳青霉烯类抗菌药物肺炎克雷伯菌碳青霉烯耐药基因主要是 KPC 类 NDMIMP 型,其中以 KPC-2 型为主。

四、传播机制

耐药肺炎克雷伯菌在医院内有存在多个潜在的感染源,主要包括医护人员的手、被污染的设备表面,其中医护人员和患者的直接接触是最主要的传播途径。人体从外环境获得肺炎克雷伯菌后,该菌定植于鼻咽部和胃肠道的黏膜表面。人群定植率与许多因素有关,包括定植部位、是否住院、年龄、是否使用抗菌药物等。其中肠道定植与后期感染存在显著相关性。

五、危险因素

感染前住院>14 天、白蛋白<35 g/L、导尿管置入、深静脉置管、气管插管、抗菌药物使用时间>14 天、抗菌药物种类>3 种、碳青霉烯类、糖肽类抗菌药物的使用均为耐药肺炎克雷伯菌的危险因素。耐药肺炎克雷伯菌传播及繁殖能力极强,患者住院时间长,在医院感染耐药菌的概率增加,可以通过医务人员的不当操作及家属探视交叉感染。尤其是有创操作时,气管插管是挽救重症患者的有效手段,但是会使机体的黏膜受损,使气道与外界环境直接相通,定植在环境及机体的病原菌趁机而入,引起呼吸机肺炎,而气管插管患者常常使用抗菌谱广的抗菌药物,也增加了抗菌药物压力性耐药。

六、病因、病机

中医学认为发病的基本原理为邪正相搏。邪气泛指各种致病因素，比如六淫、疠气、饮食失宜、情志内伤、瘀血、痰饮、结石、各种外伤等。正气是决定发病的关键因素，邪气在发病中起重要作用，即《黄帝内经·素问》云"邪之所凑，其气必虚"。耐药肺炎克雷伯菌是一种条件致病菌，在自然界中与人类共存，在机体正气不足时侵袭人体则发病可视为邪气在微生物学上的具体化表现。

肺脏娇嫩，外合皮毛，开窍为鼻，与外界相通，故外感邪气易从皮毛或口鼻侵入而犯肺。当机体正气不足时，外邪侵袭，侵犯肺卫，卫气失宜，则可出现发热、恶寒等表证，肺失宣肃，则发喘咳，若病邪传变入里化热，则高热、烦渴，甚至咯血，若逆传心包，则可见神昏，其病位在肺，严重者累及其他脏腑。

七、诊断

（一）病史与症状

患者常有慢性肺部疾病或近期手术的病史。主要临床表现为咳嗽、咳痰、衰弱、贫血，有时伴有肺脓肿、支气管扩张与肺纤维化，好转与恶化反复交替。急性发病者起病急骤，有寒战、高热，体温可高达 39～40 ℃。咳嗽、咳痰，痰多而黏稠，痰呈黄棕色脓痰，常带血，典型者为红棕色黏稠胶冻状痰，具有诊断意义。多数患者有胸痛，部分有恶心、呕吐、腹泻和黄疸，严重病例有呼吸衰竭、周围循环衰竭。

（二）体征

患者呈急性病容，严重者可有发绀、血压下降。典型病例肺部有实变体征，有时仅有叩诊浊音，呼吸音减弱和湿啰音。

（三）病程

耐药肺炎克雷伯菌也可表现为慢性病程，开始是潜行性，后逐渐变为坏死性肺炎；也可由急性迁延成慢性。

(四)辅助检查

1.血常规

多数病例血白细胞计数及中性粒细胞比例增加,部分病正常或减低,减低者常预后不良。常有血红蛋白计数减少。

2.细菌学检查

痰涂片革兰染色可见阴性带荚膜的杆菌。痰培养应在用药前培养或反复培养,并用严格方法留取标本,如连续 2 次或 2 次以上培养阳性,可助确诊。未经治疗者血培养 15％～25％阳性。

3.X 线检查

胸部 X 线检查有大叶实变征象,内有不规则透光区,以右上叶多见,叶间裂下垂呈弧形膨出。少数呈支气管肺炎或两侧肺外周浸润,有时可呈两侧肺门旁浸润。

八、鉴别诊断

(一)金黄色葡萄球菌肺炎

发病急骤,有畏寒、高热、咳嗽、咳痰或胸痛等症,痰在早期为黏液性,逐渐出现脓痰,常并发气胸和脓胸。血白细胞计数增高显著,中性粒细胞比例增加,核左移。X 线胸片表现大片状浸润,伴空洞者可见液平面。治疗上对青霉素敏感,耐甲氧西林青霉素金黄色葡萄球菌对头孢菌素不敏感。但真正的病原学鉴别还应依据痰、胸腔积液或血液的细菌学培养结果。

(二)肺结核

肺结核有咳嗽、咳痰、咯血症状,并发其他细菌感染时,可有脓痰,X 线胸片可有片状浸润影和空洞,并发胸膜炎时可有胸腔积液,但患者往往有低热、盗汗和消瘦等表现,外周血白细胞轻度增多,痰涂片可见到大量抗酸杆菌,抗结核治疗有效,可资鉴别。

(三)其他革兰阴性杆菌肺炎

大肠埃希菌、变形杆菌或铜绿假单胞菌肺炎等,临床表现与肺炎克雷伯菌肺炎有相似之处,鉴别依赖于反复的痰、分泌物或血液的细菌学检查。

九、辨证要点

患者虽病因在肺,但可涉及其他脏腑,从而出现其他脏腑症状。肺与肝既有经络相连,又有五行相克的内在联系,如肝郁化火,木火偏旺或金不制木,木火刑金,因此当肺气虚弱之时,肝气肝火会上逆犯肺。脾与肺有五行相生的内在联系,脾为肺之母,肺热过盛会传至脾胃,从而导致肺胃同热。肺与心脉相通,同居上焦,肺朝百脉,肺气辅助心脏运行血脉,若肺热过盛,会扰动心神;若肺虚不助心主治节,会导致心阳衰惫,鼓动血脉无力等。因此在辨证之时应特别注意其他脏腑症状。

十、辨证论治

(一)风热犯肺

症状:咳嗽频剧,气粗或咳声嘶哑,喉燥咽痛,咳痰不爽,痰黏稠或色黄,常伴有鼻流黄涕,口渴,头痛,恶风,身热;舌红,苔薄黄,脉浮数或浮滑。

治法:疏风清热,宣肺止咳。

方药:桑菊饮加减。

主要药物:由桑叶、菊花、苦杏仁、连翘、薄荷、桔梗、芦根、甘草。若咳甚,加浙贝母、枇杷叶;若肺热甚,加黄芩、鱼腥草;咽痛,加牛蒡子、射干;若热伤肺津,咽燥口干,舌质红,加南沙参、天花粉、芦根;若痰中带血,加白茅根、藕节。

(二)肺热壅盛

症状:喘咳气涌,胸部胀痛,痰多质黏色黄或夹血痰;伴胸中烦闷,身热有汗,口渴而喜冷饮;面赤咽干,尿赤便秘;舌质红,苔黄腻,脉滑数。

治法:清热化痰,宽胸止咳。

方药:麻杏石甘汤合千金苇茎汤加减。

主要药物:麻黄、杏仁、石膏、甘草、苇茎、生薏苡仁、冬瓜子、桃仁。身热重者,可加重石膏用量;喘甚痰多,黏稠色黄者,可加葶苈子、海蛤壳、鱼腥草、冬瓜子、薏苡仁;腑气不通,便秘者,加瓜蒌仁、大黄或玄明粉。

(三)热闭心包

症状:突然昏仆,不省人事;牙关紧闭,口噤不开,两手握固,大小便闭,肢体强痉,兼有面赤身热,气粗口臭,躁扰不宁;舌苔黄腻,脉弦滑而数。

治法:清热化痰,开窍醒神。

方药:羚羊角汤合用安宫牛黄丸。

主要药物:羚羊角粉、菊花、夏枯草、蝉蜕、柴胡、薄荷、生石决明、龟甲、白芍、生地黄、牡丹皮、大枣,合用安宫牛黄丸辛凉开窍醒脑。若痰盛神昏者,可合用至宝丹或清宫汤;若热闭神昏兼有抽搐者,可加全蝎、蜈蚣,或合用紫雪丹。

(四)肺胃热盛

症状:咳嗽气粗,痰多黄稠或黏厚,咳吐不爽,或有热腥味,或夹有血丝,壮热汗出,项背强急,手足挛急,腹满便结,口渴喜冷饮;舌质红,苔黄燥,脉弦数。

治法:清泄胃热,肃肺止咳。

方药:白虎汤合清金化痰汤。

主要药物:石膏、知母、粳米、甘草、桑白皮、黄芩、栀子、知母、浙贝母、瓜蒌子、桔梗、橘红、茯苓、麦冬、甘草。若痰热较甚,咳黄脓痰或痰有热腥味,可加鱼腥草、鲜竹沥、薏苡仁、冬瓜子;若胸满咳逆,痰多,便秘,加葶苈子、大黄、芒硝;若口干明显,舌红少津,加北沙参、麦冬、天花粉。

(五)肝火犯肺

症状:上气咳逆阵作,咳时面红目赤,引胸胁作痛,咽干口苦,常感痰滞咽喉而咳之难出,量少质黏,或痰如絮条,症状可随情绪波动而增减;舌红,苔薄黄少津,脉弦数。

治法:清肺泻肝,化痰止咳。

方药:黄芩泻白散合黛蛤散。

主要药物:桑白皮、地骨皮、黄芩、甘草、青黛、海蛤壳。前方顺气降火,清肺化痰;后方清肝化痰。若咳嗽频作,痰黄,加栀子、牡丹皮、浙贝母;若胸闷气逆,加枳壳、旋覆花;若咳时引胸胁作痛明显,加郁金、丝瓜络;若痰黏难咳,加海浮石、浙贝母、瓜蒌子;若咽燥口干,舌红少津,加北沙参、天冬、天花粉。

(六)痰湿蕴肺

症状:咳嗽反复发作,咳声重浊,因痰而嗽,痰出则咳缓,黏腻或稠厚成块,每于晨起或食后咳甚痰多,胸闷脘痞,纳差乏力,大便时溏;脉濡滑。

治法:燥湿化痰,理气止咳。

代表方:二陈平胃散合三子养亲汤。

主要药物:法半夏、陈皮、茯苓、甘草、苍术、厚朴、白芥子、莱菔子、紫苏子。前方燥湿化痰,理气和中;后方降气化痰。若咳逆气急,痰多胸闷,加旋覆花、白前;若久病脾虚,神疲倦怠,加黄芪、党参、白术。

(七)气阴两虚

症状:呛咳,语声低微,面色白,自汗畏风;痰少质黏,口咽干;舌质红苔白,脉细弱或虚大。

治法:补肺益气。

方药:玉屏风散合生脉散。

主要药物:黄芪、白术、防风、人参、麦冬、五味子。若恶风明显,加用桂枝汤;阳虚者,加附子;痰多,加前胡、杏仁。

(八)正虚邪恋

症状:身热渐退,咳嗽减轻,咯吐脓血渐少,臭味亦减,痰液转为清稀,精神渐振,食欲改善,或见胸胁隐痛,难以久卧,气短乏力,自汗、盗汗,低热,午后潮热,心烦,口干咽燥,面色不华,形瘦神疲;舌质红或淡红,苔薄,脉细或细数无力。

治法:益气养阴,润肺化痰。

方药:竹叶石膏汤加减。

主要药物:竹叶、石膏、麦冬、人参、半夏、甘草。脾虚食少便溏者,配白术、山药、茯苓。如有低热,可酌配青蒿、白薇、地骨皮;若邪恋正虚,咳痰腥臭脓浊,反复迁延,日久不净,当扶正祛邪,治以益气养阴,排脓解毒,酌加鱼腥草、败酱草、金荞麦等。

第二节　铜绿假单胞菌

一、概述

铜绿假单胞菌又称为绿脓杆菌,属于革兰阴性杆菌,潮湿的环境是它存在重要的条件,广泛分布在自然界中的水、空气和土壤中,还定植在人类的皮肤表面、消化道和呼吸道等部位。铜绿假单胞菌是条件致病菌,易引发体质虚弱、抵抗力差的患者感染,如老年患者、术后患者。

铜绿假单胞菌具有易定植和耐药机制复杂等特点。它可以引起人体多部位感染,如消化道、呼吸道、尿路感染、肺部、心脏瓣膜和手术部位感染,甚至引起血流感染。铜绿假单胞菌是临床常见致病菌,它引发的感染位居导致院内感染的革兰阴性菌前列,并呈上升趋势,已成为重点防控的病原菌之一。

二、耐药现状

目前,临床上铜绿假单胞菌对常用抗菌药耐药情况报道不一,总体而言,铜绿假单胞菌对阿米卡星耐药率为1.5%左右,对妥布霉素、头孢吡肟耐药率约为5%和10%,具有较低耐药率;其原因主要是该药临床上常与β-内酰胺类抗菌药物联合使用,减慢了其耐药性的产生。另外,由于该药与其他抗菌药物相比,不良反应相对较大,也使临床应用有所减少,致使其耐药性较低。

对替卡西林/克拉维酸、亚胺培南和美罗培南,铜绿假单胞菌约为30%、30%和20%,具有较高耐药率;喹诺酮类左氧氟沙星、环丙沙星耐药率约为15%,其耐药率较为一般。铜绿假单胞菌对四代头孢菌素类耐药率呈显著下降趋势、喹诺酮类环丙沙星略有下降,而第三代头孢菌素类前几年有下降趋势,但在近几年又回升15%左右,同时左氧氟沙星逐年呈上升趋势,这种变化与医院近几年停用第四代头孢菌素类和环丙沙星及临床广泛使用左氧氟沙星有关,充分显示了细菌对药物产生耐药性与抗菌药物使用频率压力相关。

三、耐药机制

铜绿假单胞菌耐碳青霉烯类药物的耐药机制较为复杂,其中最主要的耐药机制包括以下几方面。

(一)产碳青霉烯酶

铜绿假单胞菌中常见的碳青霉烯酶为金属 β-内酰胺酶。目前发现的获得性金属 β-内酰胺酶包括 IMP、VIM、SPM、GIM、SIM、AIM、KHM、DIM、NDM9 种,其中以 IMP 和 VIM 常见。但多项研究结果发现金属 β-内酰胺酶基因检测阳性率均<20%,这说明金属 β-内酰胺酶基因的存在,以及产生金属酶是铜绿假单胞菌对耐药的机制之一,可能还存在其他主要耐药机制。

(二)外排泵高表达

铜绿假单胞菌染色体上存在多种外排泵基因,外排泵可将多种有毒物质、药物等排出细菌体内;正常情况下外排泵表达较低,对碳青霉烯耐药性无影响,但外排泵高表达时,可引起对亚胺培南及美罗培南的外排增加,从而增加其耐药性。

(三)外膜通透性降低

铜绿假单胞菌外膜通透性低,碳青霉烯无法直接通过其外膜,需借助外膜上的孔道蛋白 oprD 进入细菌发挥作用。因此,外膜蛋白 oprD 缺失或表达降低都会导致铜绿假单胞菌对碳青霉烯的耐药性。

综上所述,耐亚胺培南铜绿假单胞菌对常用抗菌药物耐药情况非常严峻,铜绿假单胞菌对亚胺培南耐药机制复杂,产酶、膜孔蛋白 *oprD* 基因缺失及外排泵出机制三者有着密不可分的关联,即可单独存在,又可同时存在。

四、传播机制

铜绿假单胞菌是一种机会性致病菌,具有多种毒力因子,可通过院内传播、食物中毒、伤口接触、自身内源性感染等途径致病,易导致免疫力低下及结构性肺病患者急性和慢性感染。

五、危险因素

(一)抗菌药物使用天数及种类

长期、反复地使用抗菌药物会破坏机体微生态平衡,引起菌群失调,增加条件性致病菌感染风险,另外可导致耐药酶和耐药基因的发生,增强耐药性。抗菌药物使用时间越长、种类越多,院内感染的发生风险也越大。同时,抗菌药物的不合理使用会导致二重感染,导致不良反应和超级耐药菌株的产生。

(二)住院时长

住院时长越久不仅代表患者疾病严重、治疗时间长,而且代表着患者接触到耐药铜绿假单胞菌的概率越高。其中 7 天为一个重要节点,因此应尽量控制普通患者住院时长在 7 天以内。

(三)侵入性操作

机体在正常状态下有较多保护屏障,从而有效避免致病菌侵入。侵入性操作会影响机体防御功能,为细菌侵入创造条件,导致相应部位感染,并增加与耐药菌的接触机会。相关研究表明,呼吸道侵入性操作导致的感染较多,是多重耐药铜绿假单胞菌院内感染的危险因素。铜绿假单胞菌能够以生物被膜的形式在管腔内寄植,而逃避抗菌药物作用,跨过免疫屏障,增加铜绿假单胞菌的感染风险。

(四)合并脑血管疾病

研究发现,多重耐药铜绿假单胞菌感染者合并脑血管疾病的发生率相对较高。分析原因可能为脑血管疾病患者机体状态较差,抵抗力低,易并发多种疾病,加上患者痰多不易咳出,颅内压增高时易发生呕吐。另外,脑血管疾病的机械通气、导尿管置管等侵入性操作率较多,进一步增加了感染的发生,引起多重耐药铜绿假单胞菌耐药。多数处于昏迷状态或者病情较重,使得碳青霉烯类耐药铜绿假单胞菌更容易感染这部分患者。

（五）入住重症监护室

重症监护室患者的病情较重，是院内感染的主要人群。本研究发现，多重耐药铜绿假单胞菌感染患者中，重症监护室患者较多，考虑原因为此类患者的病情复杂，需接受多种治疗，这大大增加了多重耐药铜绿假单胞菌的耐药风险。

（六）感染其他病原菌

此类患者大多存在免疫力低下的情况，因此这类患者更容易在原发感染的基础上合并碳青霉烯类耐药铜绿假单胞菌感染。合并其他菌感染时，临床医生会根据经验或药敏结果进行抗感染治疗，这会导致抗菌药物使用种类及时长增加。

六、病因、病机

铜绿假单胞菌属于中医学上"邪毒"，人体正气亏虚，或外邪侵袭肺脏，或引扰肺脏伏邪，均会引起风温肺热病的产生。体质虚弱，气血不足，且合并多种慢性基础病的患者，一旦外邪侵袭，就会导致阴阳失衡，正气更衰，抵御外邪能力下降。

耐药铜绿假单胞菌侵袭肺脏，肺卫不固，皮毛失司，可见身热无汗或少汗，微恶风寒，咳嗽痰少，舌边尖红，苔白，脉浮数等风热犯肺表现。而当邪毒到达肺脏会使肺失宣降，肺气上逆，外邪入里化热，热盛灼津，痰热胶着，临床见证身热烦渴，汗出，咳嗽气粗，或痰黄带血，胸闷胸痛，口渴，舌红，苔黄，脉洪或滑数等一派痰热壅肺症状。随着疾病进展，邪热壅滞于肺，痰热郁遏肺气，肃降失职，见身热午后为甚，口渴多饮，腹满便秘，舌红，苔黄或灰黑而燥，脉滑数等肺胃热盛表现。邪热内炽，上扰神明，神明错乱，可见壮热，烦躁不安，甚者神昏谵语、痉厥或四肢厥冷，舌绛少津，苔黄，脉弦数或沉数的热闭心包证。疾病进一步进展，热伤肺阴，表现为身热渐退，干咳痰少而黏，舌红少苔，脉细或细数等气阴两虚表现。

七、诊断

（一）症状与体征

患者有寒战、高热等明显中毒症状，体温波动大，高峰在清晨，伴相对缓脉,有嗜睡、神志模糊、乏力、呼吸衰竭。有咳嗽,咳大量黄脓痰,少数患者咳典型的翠绿色脓性痰,咯血少见,有胸闷、气短、进行性发绀。病情严重者可发生周围循环衰竭,原有呼吸功能障碍者可并发呼吸衰竭,体征不典型,缺乏特异性。

(二)实验室检查

(1)血白细胞计数轻度增加或正常,中性粒细胞增高可不明显,但有核左移或胞浆内有中毒颗粒。

(2)细菌学检查:淡涂片革兰染色可见成对或短链状排列的阴性杆菌,形态不一。痰培养连续多次阳性,细菌计数>10/mL可助诊断胸液或血培养获得绿杆菌时有助确诊。

(3)血液气体分析:病情严重时可有动脉血分压下降,原有慢性阻塞性病者可伴有动脉血二氧化碳分压升高。

(三)影像学检查

胸部X线检查开始肺部有多发的小结节状阴影,其间可见小透光区,以后融合成直径2 m或更大的模糊片状实变阴影,有多发性小脓肿,以下叶多见。由菌血症引起者,肺内呈弥漫性斑片状阴影。部分有胸腔积液征象。

八、鉴别诊断

(一)金黄色葡萄球菌肺炎

金黄色葡萄球菌肺炎有畏寒、高热、咳嗽、咳痰或胸痛等症状,痰在早期为黏液性,逐渐出现脓痰,血痰者较多见,常并发气胸和脓胸。血白细胞计数增高显著,中性粒细胞比例增加,核左移。X线胸片表现大片状浸润,伴空洞者可见液平面。治疗上对青霉素敏感,耐甲氧西林青霉素金黄色葡萄球菌对头孢菌素不敏感。但真正的病原学鉴别还应依据痰、胸腔积液或血液的细菌学培养结果。

(二)其他革兰阴性杆菌肺炎

其发病诱因和临床特点与铜绿假单胞菌肺炎相类似,不过铜绿假单胞菌肺炎痰可呈翠绿色,但鉴别主要靠病原学检查。

(三)伤寒

本病有全身中毒症状、高热和相对缓脉,但通过胸部 X 线检查、血培养,以及痰液和血清学检查等一般不难鉴别。

九、辨证要点

首先应辨别疾病进展,一般早期多为痰热壅肺,此阶段正邪交争剧烈,治疗上重清肺热,化痰祛邪,尚有向愈可能,若至疾病后期,津液已伤,痰蒙神窍,阴阳离绝,则病情危重,有死亡风险。

其次应辨别虚实及主次轻重,耐药铜绿假单胞菌呼吸系统感染患者多体质虚弱、正气不足,因此可出现虚实交杂之症,此时分别主次进行治疗。

十、辨证论治

(一)风热犯肺

症状:咳嗽频剧,气粗或咳声嘶哑,喉燥咽痛,咳痰不爽,痰黏稠或色黄,常伴有鼻流黄涕,口渴,头痛,恶风,身热;舌红,苔薄黄,脉浮数或浮滑。

治法:疏风清热,宣肺止咳。

代表方:桑菊饮。

主要药物:桑叶、菊花、苦杏仁、连翘、薄荷、桔梗、芦根、甘草。若咳甚,加浙贝母、枇杷叶;若肺热甚,加黄芩、鱼腥草;咽痛,加牛蒡子、射干;若热伤肺津,咽燥口干,舌质红,加南沙参、天花粉、芦根;若痰中带血,加白茅根、藕节;若夏令兼夹暑湿,症见咳嗽胸闷、心烦口渴、尿赤、舌红苔腻、脉濡数,加滑石、鲜荷叶。

(二)痰热壅盛

症状:身热转甚,汗出身热不解,胸满作痛,转侧不利,咳吐黄稠痰,或黄绿色痰,自觉喉间有腥味,咳嗽气急,口干咽燥,烦躁不安;舌质红,苔黄腻,脉滑数有力。

治法:清热解毒,化瘀消痈。

代表方:苇茎汤合如金解毒散。

主要药物:苇茎、冬瓜子、薏苡仁、桃仁、桔梗、黄芩、黄连、黄柏、山栀、甘草。前方重在化痰泄热,通瘀散结消痈;后方则以降火解毒、清肺消痈为长。热毒内盛者,加金银花、连翘、鱼腥草、金荞麦、蒲公英等;痰热郁肺,咳痰黄稠,可加桑白皮、瓜蒌、射干、海蛤壳;胸闷喘满、咳唾浊痰量多者,宜加瓜蒌、桑白皮、葶苈子;便秘者,加大黄、枳实;胸痛甚者,加枳壳、丹参、延胡索、郁金。

(三)痰瘀阻肺

症状:咳嗽痰多,喘息不能平卧,胸部膨满,憋闷如塞,面色灰白而暗,唇甲发绀;舌质暗或紫,舌下瘀筋增粗,苔腻或浊腻,脉弦滑。

治法:涤痰祛瘀,泻肺平喘。

代表方:葶苈大枣泻肺汤合桂枝茯苓丸。

主要药物:葶苈子、大枣、桂枝、茯苓、牡丹皮、芍药、桃仁组成。痰多可加三子养亲汤;若腑气不利,大便不畅者,加大黄、厚朴。

(四)肺胃热盛

症状:咳嗽气粗,痰多黄稠或黏厚,咳吐不爽,或有热腥味,或夹有血丝,壮热汗出,项背强急,手足挛急,腹满便结,口渴喜冷饮;舌质红,苔黄燥,脉弦数。

治法:清泄胃热,肃肺止咳。

方药:白虎汤合清金化痰汤。

主要药物:石膏、知母、粳米、甘草、桑白皮、黄芩、栀子、知母、浙贝母、瓜蒌子、桔梗、橘红、茯苓、麦冬、甘草。若痰热较甚,咳黄脓痰或痰有热腥味,可加鱼腥草、鲜竹沥、薏苡仁、冬瓜子;若胸满咳逆,痰多,便秘,加葶苈子、大黄、芒硝;若口干明显,舌红少津,加北沙参、麦冬、天花粉。

(五)热闭心包

症状:突然昏仆,不省人事;牙关紧闭,口噤不开,两手握固,大小便闭,肢体强痉,兼有面赤身热,气粗口臭,躁扰不宁;舌苔黄腻,脉弦滑而数。

治法:清热化痰,开窍醒神。

方药:羚羊角汤合用安宫牛黄丸。

主要药物:羚羊角粉、菊花、夏枯草、蝉蜕、柴胡、薄荷、生石决明、龟甲、白芍、生地黄、牡丹皮、大枣,合用安宫牛黄丸辛凉开窍醒脑。若痰盛神昏者,可合用至宝丹或清宫汤;若热闭神昏兼有抽搐者,可加全蝎、蜈蚣,或合用紫雪丹。

(六)肺气亏虚

症状:喘促短气,气怯声低,喉有鼾声;咳声低弱,痰吐稀薄,自汗畏风;或咳呛,痰少质黏,烦热口干,咽喉不利,面颧潮红;舌淡红,或舌红少苔,脉软弱或细数。

治法:补肺益气。

代表方:生脉散合补肺汤。

主要药物:人参、麦冬、五味子、人参、黄芪、桑白皮、熟地黄、紫菀、五味子。前方益气养阴,后方重在补肺益肾。若咳逆,咳痰稀薄者,加款冬花、紫苏子、钟乳石等;偏阴虚者,加沙参、玉竹、百合、诃子;咳痰稠黏,加川贝母、百部;肺脾两虚,中气下陷者,配合补中益气汤加减治疗。

(七)气阴耗伤

症状:咳嗽无力,气短声低,咳痰清稀色白,偶或夹血,或咯血,血色淡红,午后潮热,伴有畏风、怕冷,自汗与盗汗并见,纳少神疲,便溏,面色白,两颧潮红;舌质光淡、边有齿印,苔薄,脉细弱而数。

治法:益气养阴。

代表方:保真汤。

主要药物:人参、黄芪、白术、白茯苓、赤茯苓、麦冬、天冬、生地黄、五味子、当归、白芍、熟地黄、陈皮、知母、黄柏、地骨皮、柴胡、厚朴、莲须、生姜、甘草、大枣。并可加百部、冬虫夏草、白及。咳嗽痰稀量多,可加白前、紫菀、款冬、紫苏子;咯血色红量多者,加白及、仙鹤草、地榆等;若骨蒸盗汗者,酌加鳖甲、牡蛎、五味子、地骨皮、银柴胡等;如纳少腹胀,大便溏薄者,加扁豆、薏苡仁、莲肉、山药、谷芽等。

(八)正虚邪恋证

症状:身热渐退,咳嗽减轻,咯吐脓血渐少,臭味亦减,痰液转为清稀,精神渐振,食欲改善,或见胸胁隐痛,难以久卧,气短乏力,自汗,盗汗,低热,午后潮热,心烦,口干咽燥,面色不华,形瘦神疲;舌质红或淡红,苔薄,脉细或细数无力。

治法:益气养阴,润肺化痰。

方药:竹叶石膏汤加减。

主要药物:竹叶、石膏、麦冬、人参、半夏、甘草。脾虚食少便溏者,配白术、山药、茯苓。如有低热,可酌配青蒿、白薇、地骨皮;若邪恋正虚,咳痰腥臭脓浊,反复迁延,日久不净,当扶正祛邪,治以益气养阴,排脓解毒,酌加鱼腥草、败酱草、金荞麦等。

第三节 鲍曼不动杆菌

一、概述

鲍曼不动杆菌为不动杆菌属中最常见的一种革兰阴性杆菌,广泛存在于水、土壤、医院环境、人体皮肤、呼吸系统、消化道和泌尿生殖道中,是引起医院内感染的重要致病菌。当外界条件温和时,鲍曼不动杆菌易大量繁殖并破坏宿主体内的正常菌群平衡,引起各种原发性或继发性感染。同时,鲍曼不动杆菌具有强大的获得耐药性和克隆传播的能力,多重耐药、广泛耐药、全耐药鲍曼不动杆菌呈世界性流行,已成为我国院内细菌感染最重要的病原菌之一。

二、耐药现状

根据 2016—2020 年全国耐药菌监测网结果显示,碳青霉烯耐药鲍曼不动杆菌检出率虽有下降趋势,但一直在 55% 左右。2021 年碳青霉烯耐药鲍曼不动杆菌检出率为 54.3%,较 2020 年的 53.7% 上升了 0.6%,仍然在较高的水平。2021 年,鲍曼不动杆菌对哌拉西林/他唑巴坦、环丙沙星、美罗培南、头孢他啶、亚胺培南、头孢吡肟、氨苄西林/舒巴坦、庆大霉素的耐药率＞50％,对左氧氟沙星、妥布霉素、头孢哌酮/舒巴坦、阿米卡星耐药率在40％左右。对米诺环素B和多黏菌素耐药率分别为17.3％和1.3％。耐药鲍曼不动杆菌虽对某些药物耐药率有所下降,但该菌的检出率较前增加,因此仍应多加重视。

三、耐药机制

鲍曼不动杆菌具有从其他种类的细菌获得耐药基因的能力,并且其自身可存在耐药亚群,在抗菌药物压力筛选下可成为流行耐药株。

鲍曼不动杆菌对于目前临床常用的抗菌药物呈现多重耐药,甚至泛耐药现象。鲍曼不动杆菌主要耐药机制有以下几种。

(一)产生抗菌药物灭活酶

常见的是水解碳青霉烯类抗菌药物 β-内酰胺环的超广谱 β-内酰胺酶、头孢菌素酶、B 类金属 β-内酰胺酶。头孢菌酶是肠杆菌细菌或铜绿假单胞菌等 DNA 或质粒介导产生的一类 β-内酰胺酶,这种酶可以把第三代头孢菌素及单环酰胺类分解,能被氯唑西林抑制,但不能被酶抑制剂抑制。金属 β-内酰胺酶对内酰胺类抗菌药物具有广泛的水解作用,可水解青霉素类、头孢菌素类及碳青霉烯类等,能被金属螯合剂依地酸抑制,但不能被内酰胺酶抑制剂如克拉维酸、舒巴坦或三唑巴坦抑制。这类酶的独特结构,能对几乎所有内酰胺类抗菌药物高度耐药,还能降低鲍曼不动杆菌外膜蛋白的表达,使其更容易在院内流行。乙酰化、核苷化和/或磷酸化修饰酶使氨基糖苷类抗菌药物结构钝化失活,造成细菌对氨基糖苷类抗菌药物耐药。

(二)药物作用靶位改变

对喹诺酮类抗菌药物耐药是拓扑异构酶 *gyrA*、*parC* 基因突变所致。氨基糖苷类药物共同的作用靶位 16SrRNA 被甲基化修饰,药物无法找到作用靶点,无法起效,导致氨基糖苷类抗菌药物高度耐药。

(三)外膜孔蛋白通透性降低及外排泵过度表达

细菌的外膜为一种镶嵌外膜孔蛋白的半透膜,外膜孔蛋白是抗菌药物进入细胞起效的重要通道。细菌外膜孔蛋白的缺失、减少或突变会导致抗菌药物无法进入细菌从而导致细菌对抗菌药物耐药。细菌通常还具有主动外排系统,能主动将有害物质外排,保障自身稳态不被破坏。鲍曼不动杆菌除了具有细菌外膜孔蛋白,同样具有RND外排泵系统。该系统由内膜转运蛋白、膜融合蛋白和外膜通道蛋白组成三联复合体,能将药物有效地外排,使鲍曼不动杆菌具有多重耐药性。

(四)整合子等耐药基因转移单元的参与

细菌基因组中存在一类名为整合子的可移动的遗传物质,这种遗传物质可以将多种耐药基因结合到一起,由DNA和质粒介导,在细菌之间传递或者代代相传,这样就造成了细菌多重耐药。在抗菌药物滥用现状下,整合子可不断进化,产生新的耐药表型,代代相传,逐渐积累。整合子对耐药基因的不断积累,最终造成鲍曼不动杆菌多重耐药。整合子系统对细菌耐药特别是耐药性的传播至关重要,值得重视。

(五)鲍曼不动杆菌生物膜的形成

鲍曼不动杆菌可以通过形成生物膜在人体内的植入物中长期存活。生物膜的形成是细菌侵袭宿主的重要步骤。在医院病房特别是重症监护室中固体物表面,鲍曼不动杆菌能够长时期的以生物膜的形式存活。

以上5种耐药机制使鲍曼不动杆菌对现有常用的抗菌药物如头孢菌素类(如头孢他啶或头孢吡肟)、碳青霉烯类(如亚胺培南)、内酰胺酶抑制剂(如舒巴坦)、喹诺酮类(如环丙沙星)和氨基糖苷类(如阿米卡星)几乎均产生耐药性,甚至米诺环素、替加环素、异帕米星、多粘菌素这些抗菌药物的耐药率也越来越高。

四、传播机制

(一)感染源

感染源可以是患者自身(内源性感染),也可以是鲍曼不动杆菌感染者或带菌者,尤其是双手带菌的医务人员。

(二)传播途径

鲍曼不动杆菌传播途径有接触传播和空气传播。在医院里,污染的医疗器械及工作人员的手是重要的传播媒介。

(三)易感者

易感者为老年患者、早产儿、新生儿,以及手术创伤、严重烧伤、气管切开或插管、使用人工呼吸机、行静脉导管和腹膜透析者、广谱抗菌药物或免疫抑制剂应用者等。

在使用呼吸机者中,鲍曼不动杆菌感染发生率为 3%～5%。因为该菌对湿热紫外线及化学消毒剂有较强抵抗力,常规消毒只能抑制其生长而不能杀灭,而抵抗力弱或有创伤的患者可能被从医务人员的手或消毒不彻底的医疗器械所带有的细菌感染的机会较多。

五、危险因素

(一)宿主自身易感因素

多种因素导致宿主自身抗感染能力下降,是鲍曼不动杆菌感染的重要原因。一般而言,患有严重影响机体抵御病原体感染能力的原发疾病、基础疾病更易继发医院鲍曼不动杆菌的感染。此类患者病情严重,急性生理与慢性健康评分高,同时需要相对更多的有创或无创诊断和治疗措施,机体抵抗感染结构及功能受损,感染鲍曼不动杆菌机会。

1.严重原发疾病

如大面积烧伤、恶性血液淋巴系统疾病、肿瘤、严重创伤等。

2.严重基础疾病

(1)慢性阻塞性肺疾病。一方面气道阻塞,分泌物难以排出,利于鲍曼不动杆菌定植感染,另一方面气道柱状纤毛上皮被腺上皮取代,定向运动消失,气道内分泌物增加,包含鲍曼不动杆菌的气道分泌物不能随呼吸推向气道近端,气道清除能力下降,易发感染。

(2)糖尿病。特别是伴有并发症晚期患者,感染鲍曼不动杆菌不罕见。糖尿病患者易患鲍曼不动杆菌感染原因可能与下列机制有关:①高糖环境适于细菌生长繁殖;②微循环病变致使局部组织对感染的反应下降;③糖代谢紊乱致使白细胞定向游走、识别、吞噬功能下降;④蛋白质合成减少,分解加快,使补体、抗体等生成减少,导致机体免疫功能低下。

(3)神经系统疾病后遗症。神经系统疾病会致使患者长期卧床,咯痰能力降低,易发生分泌物误吸等,使感染鲍曼不动杆菌概率大大增加。

3.饮酒

慢性酒精中毒也是鲍曼不动杆菌感染的危险因素。尽管社区获得性鲍曼不动杆菌感染在健康人群中罕见,但这种细菌是有酒精中毒史的人群中社区获得性肺炎的常见病因。

(二)医疗相关因素

各种诊疗操作是鲍曼不动杆菌感染的重要因素,包括医院设备器材的污染,常规诊疗及护理的接触传播,侵袭性诊疗操作,入住重症监护室等。

1.广泛定植与接触传播

医院鲍曼不动杆菌感染与其广泛定植密切相关。在住院患者皮肤、呼吸道、泌尿生殖道中,都可检出鲍曼不动杆菌,同时也可在病床、仪器、被褥等非生物体表面检出。在与鲍曼不动杆菌感染的患者接触后,医护人员手套、工作服及手部都可检出鲍曼不动杆菌;日常的换药、护理等过程中手部消毒不严格和更换工作服不及时可导致鲍曼不动杆菌在患者间通过接触交叉传播,甚至引起感染流行。通过严格的患者隔离及规范操作可减少感染的发生。

2.有创机械通气

鲍曼不动杆菌是呼吸机相关肺炎的重要病原菌。有统计表明,鲍曼不动杆菌居呼吸机相关肺炎病原菌第2位,仅次于铜绿假单胞菌。机械通气是呼吸系统鲍曼不动杆菌感染的重要因素。有创机械通气实施过程中,气管插管过程可能将定植于口、咽等上呼吸道的鲍曼不动杆菌带入远端气道,同时由于留置插管、镇静等因素导致宿主咯痰功能障碍,以及插管对呼吸道上皮的机械损伤,致使深部鲍曼不动杆菌易于定植、黏附、侵入支气管上皮细胞,引起呼吸机相关肺炎的发生。另外在机械通气过程中,含有鲍曼不动杆菌的胃内容物或口腔分泌物积蓄于气管内导管气囊之上,易沿气囊周围泄露至下远端支气管,引起肺部感染。

3.入住重症监护室

入住重症监护室患者的鲍曼不动杆菌感染率和病死率明显高于普通病房,重症监护室住院时间越长,发生耐药菌株感染的机会越大。入住重症监护室患者鲍曼不动杆菌感染率较高是多重因素共同作用的结果;重症监护室环境中鲍曼不动杆菌定植率高,耐药菌株比例高,同时重症监护室的患者病情危重、对侵袭性操作需求多、应用多种广谱抗菌药物,均是重症监护室鲍曼不动杆菌感染高发的原因。

4.其他因素

(1)广谱抗菌药物应用产生的选择压力,导致局部或全身鲍曼不动杆菌与其他菌群之间的平衡被打破,鲍曼不动杆菌比例升高,鲍曼不动杆菌感染的机会增加。

(2)鲍曼不动杆菌感染与住院时间有关,住院天数增加,感染机会增加。

(3)长时间伤口或体腔引流、导尿等,即主要源于无菌操作不严格,以及留置过程中细菌经引流管、导管逆行感染。

六、病因、病机

耐药鲍曼不动杆菌多先潜伏于体内,在患者正气虚损时侵袭肺脏引起相关症状,导致耐药鲍曼不动杆菌肺炎,因此应属于中医学中伏邪范畴。伏邪发病不论是因所匿之邪郁久而暴发,还是因外邪引动内伏之邪而发,正虚均是必要条件,即正气不足为本,即在机体免疫力、抵抗力下降的情况下伏邪易于暴发。因耐药鲍曼不动杆菌为条件致病菌,故认为其核心病机是正气不足、邪毒内伏。

七、诊断

(一)病史

患者曾长时间住院、入住监护室、接受机械通气、接受重大手术或侵入性操作、接触过其他接触耐药鲍曼不动杆菌感染或定植患者、有过抗菌药物暴露,以及自身有严重基础疾病等。

(二)症状

患者有发热、咳嗽、大量脓痰等细菌性肺炎的一般表现,甚至出现或增加呼吸困难或呼吸急促。肺听诊时出现湿啰音。

(三)实验室检查

血红蛋白含氧饱和度降低,C 反应蛋白及降钙素原增高。

(四)影像学检查

胸部 X 线或计算机体层显像出现新的肺浸润或实变,常呈支气管肺炎的特点,也可为大叶性或片状浸润阴影,偶有肺脓肿及渗出性胸膜炎表现。

(五)病原学诊断

2 次以上痰培养显示纯鲍曼不动杆菌生长或鲍曼不动杆菌优势生长。

八、鉴别诊断

本病与其他细菌肺炎的鉴别诊断主要依靠病原学的确立,有时单靠临床表现鉴别比较困难。

九、辨证要点

本病重点当辨标本虚实。本病患者多素体本虚、正气不足,邪气侵蚀,即感发病,因此患者前期多以实证为主。但正气不足,因此脉、舌等很快现虚象。此时,应分清何为标,何为本;何为主,何为次;何应急,何可缓。一般来说早期痰浊为主,后期痰瘀壅盛,正气虚衰。若后期标实亦较明显,当分清痰、瘀偏重,并重视络病因素,不可固执认为此病本虚,而弃邪实不顾。虚实亦可兼夹,以肺中虚冷与痰瘀阻络兼夹为多,盖津血得温易行,遇寒则凝。

十、辨证论治

(一)痰浊壅肺

症状:咳嗽痰多,色白黏腻或呈泡沫,短气喘息,稍劳即著,怕风汗多,脘痞纳少,倦怠乏力;舌暗,苔薄腻或浊腻,脉滑。

治法:化痰降气,健脾益气。

代表方:紫苏子降气汤合三子养亲汤。

主要药物:紫苏子、苏叶、半夏、当归、前胡、厚朴、肉桂、甘草、生姜、大枣、白芥子、莱菔子组成。如痰多胸满,气喘难平,加葶苈子;兼见面唇晦暗、舌质紫暗、舌下青筋显露、舌苔浊腻者,可用涤痰汤加丹参、地龙、红花、水蛭;痰壅气喘减轻,倦怠乏力,纳差,便溏,加党参、黄芪、砂仁、木香等;兼怕风易汗者,合用玉屏风散。

(二)痰热郁肺

症状:咳逆喘息气粗,痰黄或白,黏稠难咳,胸满烦躁,目胀睛突,或发热汗出,或微恶寒,溲黄便干,口渴欲饮;舌质暗红,苔黄或黄腻,脉滑数。

治法:清肺泄热,降逆平喘。

代表方:越婢加半夏汤或桑白皮汤。

主要药物:麻黄、石膏、甘草、生姜、大枣、半夏、桑白皮、半夏、紫苏子、杏仁、贝母、黄芩、黄连、栀子组成。前方宣肺泄热;后方清肺化痰。若痰热内盛,痰胶黏不易咳出,加鱼腥草、黄芩、瓜蒌皮、贝母、海蛤粉;痰热壅结,便秘腹满者,加大黄、玄明粉;痰鸣喘息,不能平卧者,加射干、葶苈子;若痰热伤津,口干舌燥,加天花粉、知母、麦冬。

(三)虚火犯肺

症状:咳吐浊唾,或咳痰带血,咳声不扬,甚则音哑,气急喘促,口渴咽燥,可伴潮热盗汗,形体消瘦,皮毛干枯;舌红而干,脉虚数。

治法:滋阴清热,生津润肺。

方药:麦门冬汤合清燥救肺汤。

主要药物:人参、半夏、甘草、粳米、大枣、桑叶、石膏、杏仁、甘草、麦冬、人参、阿胶、胡麻仁、炙枇杷叶。前方润肺生津,降逆下气;后方养阴润燥,清金降火。如肺胃火盛,虚烦呛咳,加芦根、竹叶;咳唾浊痰,口干欲饮,加天花粉、知母、川贝母等;津伤较著者,加北沙参、天门冬、玉竹等;潮热较著者,加胡黄连、银柴胡、地骨皮、白薇等。

(四)气阴两虚

症状:呛咳,语声低微,面色白,自汗畏风;痰少质黏,口咽干;舌质红苔白,脉细弱或虚大。

治法:补肺益气。

方药:玉屏风散合生脉散。

主要药物:黄芪、白术、防风、人参、麦冬、五味子。若恶风明显,加用桂枝汤;阳虚者,加附子;痰多,加前胡、杏仁。

(五)肺脾两虚

症状:咳嗽,痰白泡沫状,少食乏力,自汗怕风,面色少华,腹胀,便溏;舌体胖大、齿痕,舌质淡,舌苔白,脉细或脉缓或弱。

治法:补肺健脾,降气化痰。

代表方:六君子汤合玉屏风散。

主要药物:人参、白术、茯苓、炙甘草、陈皮、半夏、黄芪、防风、白术。如气喘者加炙麻黄、紫苏子;痰多色黄稠者加用桑白皮、芦根、黄芩、鱼腥草。

(六)肺虚寒袭

症状:咳吐涎沫,不渴,短气不足以息,头眩,神疲乏力,食少,形寒,小便数,或遗尿;舌质淡,脉虚弱。

治法:温肺益气,生津润肺。

代表方:甘草干姜汤或生姜甘草汤。

主要药物:人参、生姜、甘草、大枣。前方甘辛合用,甘以滋液,辛以散寒;后方则以补肺助肺、益气生津为主。如脾气虚弱,纳少神疲,加白术、茯苓;肺虚失约,唾沫多而尿频者,加益智仁、白果等;肾虚而不能纳气者,加钟乳石、五味子,另吞服蛤蚧粉。

(七)邪陷正脱

症状:突然昏仆,不省人事,目合口张,鼻鼾息微,手撒遗尿;汗多不止,四肢冰冷;舌痿,脉微欲绝。

治法:回阳固脱。

方药:参附汤。

主要药物:人参、附子、生姜。若汗出不止者,可加炙黄芪、生龙骨、煅牡蛎、山茱萸、醋五味子;阳气恢复后,如又见面赤足冷、虚烦不安、脉极弱或突然脉大无根,是由于真阴亏损,阳无所附而出现虚阳上浮欲脱之证,可用地黄饮子。

(八)正虚邪恋

症状:身热渐退,咳嗽减轻,咯吐脓血渐少,臭味亦减,痰液转为清稀,精神渐振,食欲改善,或见胸胁隐痛,难以久卧,气短乏力,自汗、盗汗、低热,午后潮热,心烦,口干咽燥,面色不华,形瘦神疲;舌质红或淡红,苔薄,脉细或细数无力。

治法:益气养阴,润肺化痰。

方药:竹叶石膏汤加减。

主要药物:竹叶、石膏、麦冬、人参、半夏、甘草。脾虚食少便溏者,配白术、山药、茯苓。如有低热,可酌配青蒿、白薇、地骨皮;若邪恋正虚,咳痰腥臭脓浊,反复迁延,日久不净,当扶正祛邪,治以益气养阴,排脓解毒,酌加鱼腥草、败酱草、金荞麦等。

第四节　大肠埃希菌

一、概述

大肠埃希菌肺炎是大肠埃希菌引起的肺部感染。其在社区获得性革兰阴性杆菌肺炎中发病率仅次于肺炎克雷伯菌,也是医院内获得性肺炎的主要致病菌之一,占革兰阴性杆菌肺炎的 9%～15%。

　　大肠埃希菌肺炎多发生患有慢性肺部疾病、糖尿病等患者或胸腹部手术、麻醉及免疫功能低下者。细菌感染途径多数为泌尿生殖系统和胃肠细菌感染病灶经血行播散至肺部；少数因长期使用抗菌药物后导致呼吸道菌群失调，经口腔或医院污染源吸入而治病。病理变化特点为迅速发展的融合性肺实变、坏死及空洞形成。病死率较高。

二、耐药现状

　　近年来，致病性大肠埃希菌抗菌药物耐药现状严峻，特别是第三代头孢菌素和喹诺酮类抗菌药物耐药性显著增加。2018 年，有学者发现多数大肠埃希菌对头孢菌素类抗菌药物产生耐药，其中对头孢吡肟耐药率已经高达 100％，对氨苄西林耐药率达 78.3％。2020 年，有大肠埃希菌对氨苄西林耐药率高达 100％，四环素耐药率达 96.4％，头孢唑啉、头孢噻肟等抗菌药物耐药率＞92.0％，此外还有研究结果显示 74.5％的大肠埃希菌分离株对 50％的测试抗菌药物具有耐药性。几乎所有菌株都对甲氧西林、青霉素、红霉素、万古霉素耐药，其中 98％的菌株对庆大霉素耐药。

　　上述研究表明，致病性大肠埃希菌的耐药率呈逐年上升趋势，耐药抗菌药物种类不断增加。抗菌药物的不规范使用，不仅使同一种致病性大肠埃希菌对多种抗菌药物耐药，又使耐药的致病性大肠埃希菌种类增加，目前致病性大肠埃希菌的耐药形势严重。

三、耐药机制

（一）移动遗传元件

　　移动遗传元件包括质粒、整合子和转座子。多重耐药性大肠埃希菌菌株的流行率不断增长，移动遗传元件中的抗菌药物抗性基因的出现是重要原因之一。质粒介导的抗菌药物抗性基因的持续进化和替代导致了新酶的出现和耐药性的水平传播。目前，大肠埃希菌中发现最多的是超广谱 β-内酰胺酶。Asadi Karam 等对 β-内酰胺类抗菌药物耐药的尿路致病性大肠埃希菌基因序列进行分析，发现其耐药的主要机制是 *bla*TEM、*bla*-SHV 和 *bla*-CTX-M 基

因编码 β-内酰胺酶,其中 *TEM-1*、*TEM-2*、*SHV-1* 基因占主导作用;另外,由质粒编码的五肽重复序列蛋白 Qnr 可保护 DNA 旋转酶和拓扑异构酶免受喹诺酮类药物破坏的耐药机制也已引起重视。整合子由整合酶基因、相关重组位点、基因盒和启动子组成。整合子多功能结构使其可以捕获,整合,转录外源基因,最终导致水平基因的转移,从而介导细菌耐药性的形成。根据整合酶基因进行分类,Ⅰ、Ⅱ、Ⅲ 类整合子与细菌耐药性有关,其中 Ⅰ 类整合子可捕获大量来自抗菌药物抗性基因库的基因盒,成为临床最常见的整合子,Ⅰ 类整合子在致病性大肠埃希菌分离株中流行率达 47%。另外,转座子可借助细菌染色体、噬菌体或质粒复制插入或转移抗菌药物抗性基因。

(二)靶点突变及修饰

细菌表面有各种抗菌药物的结合位点,当这些结合位点的靶蛋白发生突变或经一些酶修饰后使抗菌药物无法识别而失活,从而产生耐药性。青霉素结合蛋白结构改变或合成量增多都可以导致细菌对 β-内酰胺类抗菌药物产生耐药性;DNA 促旋酶 *GyrA* 基因突变导致 Ser83 位点的氨基酸改变,酶和药物的亲和力下降,从而导致细菌对喹诺酮类抗菌药物产生耐药性;16sRNA 甲基化酶修饰 30S 核糖体亚基导致氨基糖苷类抗菌药物无法与核糖体结合抑制蛋白质的合成达到杀菌效果从而使细菌产生耐药性。由此可见,抗菌药物靶点的结构及数量变化都可以引起抗菌药物耐药性。

(三)灭活酶

目前研究较多的抗菌药物灭活酶主要包括 β-内酰胺酶和氨基糖苷类的钝化酶。β-内酰胺酶是耐 β-内酰胺类抗菌药物细菌产生的能使药物结构中的 β-内酰胺环水解从而失去活性的一类酶。从 1940 年发现至今已达 200 多种,根据 BJM 分类法以酶作用底物是否相同、是否被酶抑制剂抑制分为 4 大类 11 小类。目前超广谱β-内酰胺酶备受关注,这类酶能够水解头孢菌素如头孢他啶、头孢曲松、头孢噻肟。有学者发现产超广谱 β-内酰胺酶尿路致病性大肠埃希菌分离株对 β-内酰胺类、氨基糖苷类和喹诺酮类的耐药率都很高。

细菌产生的钝化酶可以灭活氨基糖苷类抗菌药物,钝化酶包括氨基糖苷类乙酰转移酶、氨基糖苷类核苷转移酶和氨基糖苷类磷酸转移酶,它们分别将乙酰基、腺苷、磷酸连接到氨基糖苷类抗菌药物的氨基或羟基上,使药物不能与核糖体结合而失效。

(四)其他机制

致病大肠埃希菌的耐药机制复杂,除上述抗性基因的出现、抗菌药物靶点的变化及灭活酶等机制以外,外排泵系统、细胞膜通透性的改变及生物膜都可使大肠埃希菌产生耐药性。AcrABTolC RND 外排泵介导大肠埃希菌对 β-内酰胺类、四环素类、大环内酯类及喹诺酮类抗菌药物的天然耐药性。生物膜是细菌附着在机体体腔或生物材料表面并分泌多糖蛋白复合物将自身包裹的黏液层。生物膜既可以形成物理屏障产生抗菌药物耐药,又通过协同作用诱导基因产生特异的表型影响抗菌药物活性。研究表明,产生生物膜的大肠埃希菌的抗菌药物耐药性明显高于不产生生物膜的大肠埃希菌。

四、传播机制

潜在来源是宿主自身的肠道菌群,但感染也可以通过粪便-口腔途径或性接触传播。感染传播最常见的食物是未经巴氏灭菌的牛奶和奶制品、牛肉,特别是未充分煮熟、未经巴氏灭菌的果汁、生菜和未充分清洗的蔬菜。大肠埃希菌 K1 菌株是大多数新生儿侵袭性感染的致病因子,如脑膜炎、菌血症/败血症,而这些感染的严重程度与囊膜抗原的存在和数量直接相关。感染大肠埃希菌 K1 菌株的潜在来源可能是医院工作人员。

五、危险因素

是否使用抗菌药物是社区和院内大肠埃希菌流行与感染的独立危险因素,特别是第三代头孢菌素的使用。除此之外,诸多研究发现院内感染的危险因素还包括侵入性操作、入住重症监护室、手术等。

六、病因、病机

大肠埃希菌感染分外感与内伤。因肺体清虚,不耐寒热,故称为娇脏,易受外感之邪侵袭。肺主气司呼吸,故而出现咳嗽、呼吸困难等相关症状;正邪相搏故发热;正气不足,邪气内陷,从而蒙蔽心窍,神志模糊。若内伤,一般起病于脾胃,出现恶心、呕吐等症状,脾胃传肺,继而出现肺脏症状。

七、诊断

(一)症状

1.常见症状

常见症状可表现为寒战、发热、咳嗽、咳痰、胸痛、呼吸困难和发绀等。痰常为黏稠或脓性,可有腥臭味。

2.非典型症状

部分病例可伴有肌痛和胃肠道症状,如恶心、呕吐、腹痛、腹泻等。严重病例可有嗜睡等意识障碍和末梢循环衰竭。

(二)体征

肺部体征可有双侧下肺呼吸音减低并有湿啰音,肺部实变体征少见。40%患者可伴发脓胸并可见相应体征,多发生在病变严重的一侧。

(三)辅助检查

1.血常规

外周血白细胞计数正常或轻度增高,中性粒细胞增多。

2.痰涂片检查

直接涂片后革兰染色镜检,根据细菌的形态和染色性做出初步判断。

3.分泌物培养

脓液、痰和其他分泌物标本可直接画线接种于血琼脂平板,35 ℃孵育 18~14 小时观察菌落形态。根据能发酵乳糖、葡萄糖产酸产气、吲哚形成试验、甲基红反应阳性、枸橼酸盐利用试验阴性即可鉴定大肠埃希菌。

4.X 线检查

表现为多叶性肺实变或弥漫性斑片状阴影，以两下叶为主，中等大小的脓腔多见；40％伴脓胸，多发生在病变广泛的一侧。

八、鉴别诊断

本病与其他细菌肺炎的鉴别诊断主要依靠病原学的确立，有时单靠临床表现鉴别比较困难。

九、辨证要点

辨证之要，应辨清病邪之性质。外感时，多为新病，常突然发生，病势急，多为鼻塞流涕、恶寒发热、全身酸痛等肺卫表证，症状多实。而内伤感病，多有久病，常反复发作，多伴有其他症状，多为虚实夹杂，本虚标实。

十、辨证论治

(一)风寒袭肺

症状：咳嗽声重，气急，咽痒，咳白稀痰，常伴有鼻塞，流清涕，头痛，肢体酸痛，恶寒发热，无汗；舌苔薄白，脉浮或浮紧。

治法：疏风散寒，宣肺止咳。

代表方：三拗汤合止嗽散。

主要药物：麻黄、杏仁、甘草、生姜、桔梗、荆芥、紫菀、百部、白前、陈皮、甘草。前方以宣肺散寒为主；后方以疏风润肺为主。若咽痒咳嗽较甚，加金沸草、细辛、五味子；若鼻塞声重较甚，加辛夷、苍耳子；若咳痰黏腻、胸闷、苔腻，加法半夏、厚朴、茯苓；若素有寒饮伏肺，兼见咳嗽上气、痰液清稀、胸闷气急、舌淡红、苔白而滑、脉浮紧或弦滑者，治以疏风散寒，温化寒饮，可改用小青龙汤。

(二)风热犯肺

症状：咳嗽频剧，气粗或咳声嘶哑，喉燥咽痛，咳痰不爽，痰黏稠或色黄，常伴有鼻流黄涕，口渴，头痛，恶风，身热；舌红，苔薄黄，脉浮数或浮滑。

治法：疏风清热，宣肺止咳。

方药：桑菊饮加减。

主要药物：桑叶、菊花、苦杏仁、连翘、薄荷、桔梗、芦根、甘草。若咳甚，加浙贝母、枇杷叶；若肺热甚，加黄芩、鱼腥草；咽痛，加牛蒡子、射干；若热伤肺津，咽燥口干，舌质红，加南沙参、天花粉、芦根；若痰中带血，加白茅根、藕节。

(三)痰湿蕴肺

症状：咳嗽反复发作，咳声重浊，因痰而嗽，痰出则咳缓，痰多色白，黏腻或稠厚成块，每于晨起或食后咳甚痰多，胸闷脘痞，纳差乏力，大便时溏；舌苔白腻，脉濡滑。

治法：燥湿化痰，理气止咳。

代表方：二陈平胃散合三子养亲汤。

主要药物：法半夏、陈皮、茯苓、甘草、苍术、厚朴、白芥子、莱菔子、紫苏子。前方燥湿化痰，理气和中；后方降气化痰。若寒痰较重，痰黏白如沫，畏寒背冷，加干姜、细辛；若咳逆气急，痰多胸闷，加旋覆花、白前；若久病脾虚，神疲倦怠，加黄芪、党参、白术。

(四)肺热壅盛

症状：喘咳气涌，胸部胀痛，痰多质黏色黄或夹血痰；伴胸中烦闷，身热有汗，口渴而喜冷饮；面赤咽干，尿赤便秘；舌质红，苔黄腻，脉滑数。

治法：清热化痰，宣肺平喘。

方药：桑白皮汤。

主要药物：桑白皮、半夏、紫苏子、杏仁、贝母、栀子、黄芩、黄连。身热重者，可加石膏；喘甚痰多，黏稠色黄者，可加葶苈子、海蛤壳、鱼腥草、冬瓜仁、薏苡仁；腑气不通，便秘者，加瓜蒌仁、大黄或玄明粉。

(五)肺胃热盛

症状：咳嗽气粗，痰多黄稠或黏厚，咳吐不爽，或有热腥味，或夹有血丝，壮热汗出，项背强急，手足挛急，腹满便结，口渴喜冷饮；舌质红，苔黄燥，脉弦数。

治法：清泄胃热，肃肺止咳。

方药：白虎汤合清金化痰汤。

主要药物:石膏、知母、粳米、甘草、桑白皮、黄芩、栀子、知母、浙贝母、瓜蒌子、桔梗、橘红、茯苓、麦冬、甘草。若痰热较甚,咳黄脓痰或痰有热腥味,可加鱼腥草、鲜竹沥、薏苡仁、冬瓜子;若胸满咳逆,痰多,便秘,加葶苈子、大黄、芒硝;若口干明显,舌红少津,加北沙参、麦冬、天花粉。

(六)痰蒙神窍

症状:咳逆喘促日重,咳痰不爽,表情淡漠,嗜睡,甚或意识蒙眬,谵妄,烦躁不安,入夜尤甚,昏迷,撮空理线,或肢体抽动,抽搐;舌质暗红或淡紫,或紫绛,苔白腻或黄腻,脉细滑数。

治法:涤痰开窍。

代表方:涤痰汤合安宫牛黄丸或至宝丹。

主要药物:半夏、茯苓、甘草、竹茹、胆南星、橘红、枳实、菖蒲、人参、生姜、大枣。如舌苔白腻而有寒象者,以制南星易胆南星,开窍可用苏合香丸;若痰热内盛,身热,烦躁,谵语,神昏,舌红苔黄者,加黄芩、桑白皮、葶苈子、天竺黄、竹沥;热结大肠,腑气不通者,加大黄、玄明粉,或用凉膈散或增液承气汤;若痰热引动肝风而有抽搐者,加钩藤、全蝎、羚羊角粉;唇甲发绀,瘀血明显者,加红花、桃仁、水蛭;如热伤血络,见皮肤黏膜出血、咯血、便血色鲜者,配清热凉血止血药,如水牛角、生地黄、牡丹皮、紫珠草、生大黄等;如血色晦暗,肢冷,舌淡胖,脉沉微,配温经摄血药,如炮姜、侧柏炭等。

(七)气阴两虚

症状:呛咳,语声低微,面色白,自汗畏风;痰少质黏,口咽干;舌质红苔白,脉细弱或虚大。

治法:补肺益气。

方药:玉屏风散合生脉散。

主要药物:黄芪、白术、防风、人参、麦冬、五味子。若恶风明显,加用桂枝汤;阳虚者,加附子;痰多,加前胡、杏仁。

(八)正虚邪恋

症状:身热渐退,咳嗽减轻,咯吐脓血渐少,臭味亦减,痰液转为清稀,精神渐振,食欲改善,或见胸胁隐痛,难以久卧,气短乏力,自汗,盗汗,低热,午后潮热,心烦,口干咽燥,面色不华,形瘦神疲;舌质红或淡红,苔薄,脉细或细数无力。

治法:益气养阴,润肺化痰。

方药:竹叶石膏汤加减。

主要药物:竹叶、石膏、麦冬、人参、半夏、甘草。脾虚食少便溏者,配白术、山药、茯苓。如有低热,可酌配青蒿、白薇、地骨皮;若邪恋正虚,咳痰腥臭脓浊,反复迁延,日久不净,当扶正祛邪,治以益气养阴,排脓解毒,酌加鱼腥草、败酱草、金荞麦等。

第五节　阴沟肠杆菌

一、概述

阴沟肠杆菌,属于肠杆菌科肠杆菌属。革兰阴性粗短杆菌广泛存在于自然界中,在人和动物的粪便,水、泥土、植物中均可检出,是肠道正常菌种之一,但一定条件下可为条件致病菌。

二、耐药现状

有研究显示,耐碳青霉烯类阴沟肠杆菌对第二代、三代头孢菌素,以及氨曲南耐药率高达70%以上。对喹诺酮类耐药率为60%～70%。

三、耐药机制

早期研究表明,产头孢菌素酶并伴有膜蛋白的缺失是阴沟肠杆菌对碳青霉烯类耐药主要原因。但是,目前报道阴沟肠杆菌对碳青霉烯类耐药的主要机制是产 A 类、B 类或 D 类碳青霉烯酶。其中主要是产 B 类金属酶,以新德里金属-β-内酰胺酶 1(NDM-1)为主,呈现出多重耐药的趋势,且出现多粘菌素耐药菌株。

NDM-1 共有 270 个氨基酸,分子量约 28 000,氨基酸序列与其他已知的金属 β 内酰胺酶相比,一致性不足 33%,其活性位点含有两个锌离子,NDM-1 与底物之间的相互作用通过锌离子实现,乙二胺四乙酸能抑制其活性。随着环境压力的变化,酶会发生突变以提高稳定性和适应性,从而导致功能发生变化。目前已鉴定出 24 种 NDM-1 突变亚型,命名 NDM-1~NDM-24。与 NDM-1 相比,其他突变亚型通常在氨基酸序列不同位置发生 1~5 个氨基酸替换,以 M154L 替换最常见,值得注意的是,所有突变均未发生在活性位点内。已经在阴沟肠杆菌中检测到的突变亚型有 NDM-4、5、7、22。研究表明仅在锌缺乏的条件下检测到部分突变亚型的耐药性增加,而且 NDM-1 正在进化以提高锌亲和力和锌活性,从而应对感染部位有限的锌浓度,表明锌缺乏可能是驱动 NDM-1 进化的关键因素。

四、传播机制

阴沟杆菌引起的感染通常属院内感染,值得重视的是,近年来在社区感染中阴沟杆菌感染的发病率有所增加。

(一)感染源

感染源主要是患者和带菌者。阴沟肠杆菌广泛存在于自然界中,在人和动物粪便、水、泥土、植物等均可检出。另外在受污染的静脉注射液、血液制品蒸馏水、内镜、听诊器、棉拭子、冰冻的胰岛素、液体脂肪溶液等均曾检测到该菌的存在。

(二)传播途径

呼吸系统阴沟杆菌传播包括吸入含有病原菌的口咽、鼻分泌物、空气中的微生物和通过气管插管途径等。在严重创伤、烧伤患者中阴沟肠杆菌感染时直接接触传播。有报道阴沟杆菌有通过侵袭性操作进入血液进行传播。

五、危险因素

耐药阴沟肠杆菌的危险因素以下几种。

(1)抗菌药物滥用导致细菌耐药。

（2）长期住院增加院内感染概率。

（3）气管插管及其他侵入性操作导致附着于医疗器械的细菌入侵。

（4）小儿免疫系统发育不全且可用抗菌药物种类不多导致儿童易感染阴沟肠杆菌。

其中，包括医疗器械在内的医疗保健已经是呼吸系统耐药阴沟肠杆菌感染的主要危险因素。

六、病因、病机

耐药阴沟杆菌是通过口、鼻侵入体内，而人体感受阴沟杆菌之后，但是否发病则取决于阴沟杆菌的大小与正气的强弱。因此，本病可以感邪后直接发作，也可能待到人体正气不足时在发作。阴沟杆菌除通过口鼻进入肺脏外，还可能在皮肤腠理被破坏后进入人体。进入人体的方式不同，出现的症状也不相同。耐药阴沟杆菌通过口、鼻进入体内的患者，早期一般为实证，逐渐虚实夹杂；而皮肤腠理被破坏的患者，正气不足，多为虚证。

七、诊断

（一）病史

患者一般有严重的基础疾病如慢性阻塞性肺疾病、支气管肺癌等，感染者常已使用抗菌药物，有各种因素所致的免疫功能低下，有机械通气、气管内插管、气管切开、动静脉插管、导尿、全身麻醉等诱发因素。

（二）症状

临床常表现为发热、咳嗽、咳痰，可有呼吸急促、心动过速，休克少见。

（三）实验室检查

1.外周血常规

白细胞计数和中性粒细胞计数明显增高，但老人、小儿和免疫功能低下患者白细胞计数可不高。

2.尿常规

尿路感染时尿液混浊,白细胞＞5 个/高倍视野,可伴红细胞、白细胞和管型尿。

3.细菌培养

血培养和骨髓培养阴沟肠杆菌阳性可确诊,其他标本的培养包括痰、尿液、胸腔积液、腹水、脓液等。

八、鉴别诊断

本病与其他细菌肺炎的鉴别诊断主要依靠病原学的确立,单靠临床表现鉴别比较困难。

九、辨证要点

该病的本质是标实本虚,辨证时要分清标本主次、虚实轻重。一般感邪发作的,早期偏于标实,而皮肤腠理被破坏偏于本虚。标实为痰浊、瘀血,早期痰浊为主,渐而痰瘀并重,并可兼见气滞、水饮错杂为患。后期痰瘀壅盛,正气虚衰,本虚与标实并重。

十、辨证论治

(一)表寒肺热

症状:喘逆上气,息粗鼻煽,胸胀或痛;咳而不爽,吐痰稠黏,伴形寒,身热,烦闷,身痛;有汗或无汗,口渴;舌苔薄白或薄黄,舌边红,脉浮数或滑。

治法:解表清里,化痰平喘。

代表方:麻杏石甘汤。

主要药物:麻黄、杏仁、石膏、甘草组成。表寒重者,加桂枝;痰热重,痰黄黏稠量多者,加瓜蒌、贝母;痰鸣息涌者,加葶苈子、射干。

(二)风热犯肺

症状:恶寒发热,咳嗽,胸痛,咳时尤甚,咳吐白色黏痰,痰量由少渐多,呼吸不利,口干鼻燥;舌尖红,苔薄黄或薄白少津,脉浮数而滑。

治法:疏散风热,清肺化痰。

代表方:银翘散。

主要药物:金银花、连翘、竹叶、芦根、桔梗、甘草、牛蒡子、荆芥、豆豉、薄荷组成。内热转甚,身热较重,咳痰黄,口渴者加生石膏、炒黄芩;咳甚痰多加杏仁、川贝母、前胡、桑白皮、枇杷叶;胸痛,呼吸不利,加瓜蒌皮、广郁金;若头痛者,可加菊花、桑叶;燥热伤津者,可加麦冬、天花粉。

(三)痰热郁肺

症状:喘咳气涌,胸部胀痛,痰多质黏色黄或夹血痰;伴胸中烦闷,身热有汗,口渴而喜冷饮;面赤咽干,尿赤便秘;舌质红,苔黄腻,脉滑数。

治法:清热化痰,宣肺平喘。

方剂:桑白皮汤。

主要药物:桑白皮、半夏、紫苏子、杏仁、贝母、栀子、黄芩、黄连。身热重者,可加石膏;喘甚痰多,黏稠色黄者,可加葶苈子、海蛤壳、鱼腥草、冬瓜仁、薏苡仁;腑气不通,便秘者,加瓜蒌仁、大黄或玄明粉。

(四)痰浊阻肺

症状:喘咳痰鸣,胸中满闷,甚则胸盈仰息;痰多黏腻色白,咳吐不利;恶心、呕吐、纳呆,口黏不渴;舌质淡,苔白腻,脉滑或濡。

治法:祛痰降逆,宣肺平喘。

代表方:二陈汤合三子养亲汤。

主要药物:半夏、橘红、茯苓、甘草、生姜、乌梅组成;三子养亲汤由紫苏子、白芥子、莱菔子组成。两方同治痰湿,前方重点在胃,痰多脘痞者较宜;后方重点在肺,痰涌气急者较宜。痰湿较重,舌苔厚腻者,可加苍术、厚朴;脾虚,纳少,神疲,便溏者,加党参、白术;痰从寒化,色白清稀,畏寒者,加干姜、细辛;痰浊郁而化热,按痰热证治疗。

(五)肺气亏虚

症状:喘促短气,气怯声低,喉有鼾声;咳声低弱,痰吐稀薄,自汗畏风;或咳呛,痰少质黏,烦热口干,咽喉不利,面颧潮红;舌淡红,或舌红少苔,脉软弱或细数。

治法:补肺益气。

代表方:生脉散合补肺汤。

主要药物:人参、麦冬、五味子、人参、黄芪、桑白皮、熟地黄、紫菀、五味子。前方益气养阴,后方重在补肺益肾。若咳逆,咳痰稀薄者,加款冬花、紫苏子、钟乳石等;偏阴虚者,加沙参、玉竹、百合、诃子;咳痰稠黏,加川贝母、百部;兼肾虚,动则喘甚,加山萸肉、胡桃肉、蛤蚧;肺脾两虚,中气下陷者,配合补中益气汤加减治疗。

(六)脾虚阴伤

症状:烧伤后期火毒已退,脾胃虚弱,阴津耗损,倦怠无力,食少便溏,面色萎黄无华,咳痰不利,痰多而黏,咳吐不爽,胸脘满闷,恶心纳呆,舌质淡,苔白滑或腻,脉细弱。

治法:健脾益气。

代表方:六君子汤。

主要药物:人参、白术、茯苓、炙甘草、陈皮、半夏。若脾阳不振,形寒肢冷者,加附子、干姜;若中虚喘哮,痰壅气滞者,加三子养亲汤;若脾虚气陷,少气懒言者,可改用补中益气汤加减治疗。

第六章

呼吸系统耐药菌感染的预防

第一节　社区细菌感染预防

一、社区感染监控

（一）建立社区感染管理组织

健全社区感染管理体系即感染管理委员会，实行主要负责人负责制，承担社区感染管理、业务技术咨询和指导工作。

1.感染管理委员会职责

（1）根据《医院感染管理办法》《消毒管理办法》《中华人民共和国传染病防治法》等有关法律法规，制订本社区感染控制的规章制度、流程、应急预案，并监督落实。

（2）感染管理委员会负责监督检查本社区有关医源性感染各项工作，对可能存在的医源性感染环节、传播途径进行监测，并采取有效防治措施。

（3）社区出现感染性疾病、聚集性发病或暴发流行时及时上报有关部门，及时启动应急预案。及时做好分诊登记，对污染的环境进行消毒。对法定传染病要根据我国传染病防治法要求报告。

（4）制订抗菌药物合理使用制度，并监督抗菌药物的合理使用。

（5）组织有关控制医源性感染的理论学习和技术操作训练，提高社区医疗质量。

2.感染管理小组职责

(1)认真落实本社区感染管理的有关规章制度、标准,制订社区感染管理的具体计划并落实。

(2)对社区感染发生的状况进行调查、统计、分析并向社区感染管理委员会或者社区卫生服务机构负责人报告。

(3)按规定进行消毒灭菌效果和环境卫生学监测,符合有关标准要求,对不合格项目及时进行复查并向社区感染管理委员会提交相关改进措施。

(4)完成社区感染管理委员会或者医疗机构负责人交办的其他工作。

(二)社区感染管理制度

1.社区医疗感染管理制度

(1)将社区感染管理工作作为医疗质量管理的重要内容,督促社区医务人员认真执行相关工作制度。

(2)负责组织社区医师、医技人员参加感染相关知识的培训。

(3)检查落实社区医师、医技人员严格执行无菌技术操作规程,合理治疗、合理使用抗菌药物,执行一次性使用无菌医疗用品的管理制度。

(4)发生社区感染暴发或流行趋势时,及时组织相关科室、部门开展流行病学调查与控制工作;积极组织对患者的治疗和善后处理。

2.社区护理感染管理制度

(1)将社区感染管理作为护理质量管理的重要内容,督促社区护理人员认真执行相关工作制度。

(2)负责组织社区护理人员参加社区感染相关知识培训。

(3)检查落实社区护理人员执行无菌技术操作规程,加强消毒灭菌与隔离、一次性使用无菌医疗用品的管理、正确处置医疗废物以及职业防护等工作。

(4)发生社区感染流行或暴发趋势时,根据需要进行护理人力资源的调配,协助感染管理部门开展流行病学调查与控制工作。

3.社区药剂人员感染管理制度

(1)负责抗菌药物的临床应用管理和不良反应监测,督促社区医务人员严格执行《抗菌药物临床应用指导原则》相关规定,定期检查并通报全社区合理用药和抗菌药物使用情况。

(2)开展合理用药培训,提供抗菌药物使用信息,加强对耐药菌使用抗菌药物管理,对不合理用药及时提出改进意见。

(3)负责消毒药剂的采购、索证和验收工作。每季度接受感染管理委员会的监督检查。

(4)指导社区医务人员正确掌握消毒灭菌剂的使用浓度、配置和贮存方法、更换时间、影响消毒灭菌效果的因素等。

4.社区检验人员感染管理制度

(1)负责开展社区医院感染微生物的常规监测工作。

(2)负责开展社区病原微生物的培养、分离鉴定、药敏试验及特殊病原体的耐药性监测,每季度进行总结分析,向有关部门报告,并公布主要致病菌及其药敏试验结果。

(3)正确、安全处置病原体的培养基、标本和菌种、毒种保存液等高危险性医疗废物。

(4)发生社区感染流行或暴发时,承担相关检测工作。

(三)社区暴发感染的管理与控制

1.社区暴发感染的监测

(1)培训。通过培训提高社区感染专(兼)职人员和医护、医技医务人员识别感染暴发或应急事件的意识与能力。

(2)建立和完善社区感染监测网。感染专(兼)职人员应经常深入社区医院进行前瞻性综合监测,及时收集、汇总、分析监测资料,了解感染发生动态变化,及时察觉感染暴发的迹象,适时提出疫情预警报告。临床医技、医护人员要很好地掌握感染诊断标准,密切观察病情,对感染暴发保持高度警惕性,及时发现并上报社区细菌感染病例。医学影像、检验等多部门联动,及时发现感染聚集流行态势及同种同源或特殊病原体。

2.社区暴发感染的报告

（1）科室及医护人员发现社区感染病例（短时间内发生 3 例以上同种同源感染病例）或疑似社区感染暴发（短时间内出现 3 例以上临床症候群相似、怀疑有共同感染源的感染病例或 3 例以上怀疑有共同感染源或感染途径的感染病例）时及时上报。

（2）社区感染专（兼）职人员发现社区感染流行、疑似社区感染暴发和社区感染暴发趋势，经调查证实上述情况后及时上报。

（3）发生 5 例以上疑似社区感染暴发，3 例以上社区感染暴发，由于社区感染暴发直接导致患者死亡，由于医院感染暴发导致 3 人以上人身损害后果情形时，经调查证实后应于 12 小时内向上级疾病预防控制机构报告，并报告上级主管部门。

（4）如果发生的社区感染和社区感染暴发属于法定传染病的，还应按照《中华人民共和国传染病防治法》和《国家突发公共卫生事件应急预案》的规定进行报告。

（5）报告包括初次报告和订正报告，订正报告应在暴发终止后一周内完成。

3.社区暴发感染的调查

（1）成立相关临床科室、检验、后勤等多部门的联合调查组，查找原因。

（2）及时进行流行病学调查处理。①对怀疑患有类似感染的病例进行确诊，计算患病率，若患病率显著高于同期感染一般发病率水平，则证实有聚集、流行。短时间内发生 3 例以上同种同源感染病例；短时间内出现 3 例以上临床症候群相似、怀疑有共同感染源的感染病例或 3 例以上怀疑有共同感染源或感染途径的感染病例则证实存在疑似感染暴发或感染暴发。②查找引起感染的因素：对感染患者及周围人群进行详细流行病学调查。③对感染患者相关标本，医务人员、家属、陪护等接触者，诊疗器械、医疗用品、药物、食物、医院环境等可疑感染源进行病原学检测，明确感染源。④采集、汇总感染暴发发生时间和地点、感染初步诊断、累计感染人数、感染者目前健康状况、感染者主要临床症候群等信息，分析流行或暴发的原因,推测可能的感染源、感染途径或感染因素;结合实验室检查结果和采取控制措施的效果综合作出判断,形成调查报告。⑤必要时请卫生行政部门或疾病预防控制机构介入,协助疾病预防控制机构人员开展标本采集、流行病学调查工作。

4.社区暴发感染的控制

(1)业务主管人员接到报告,应及时组织相关部门从人力、物力、财力方面保证处置工作的开展。

(2)积极实施医疗救治,保障医疗安全。

(3)控制感染源,切断传播途径,做好社区内现场控制、消毒隔离、个人防护、医疗废物和污水处理工作,防止进一步交叉感染和污染,阻断暴发进一步扩展。

(4)可疑传播类型及控制措施。①交叉感染(人员间的感染):根据感染因素确定患者隔离和屏障预防;②手传播:加强手卫生;③空气传播:采用合适的通风措施;④水源传播:清洁、消毒供水系统及所有盛装液体的容器,使用一次性容器等;⑤食物传播:禁止食用危险食物;⑥职业防护:在标准预防基础上,根据疾病传播途径进行相应隔离、预防;⑦总结:做好感染暴发分析、总结、报告工作,积累处置经验,提高防控能力。

(四)社区常用清洁、消毒方法

社区常用的清洁、消毒、灭菌的方法有高压蒸汽灭菌法、紫外线消毒法、含氯消毒剂消毒法。

1.高压蒸汽灭菌法

(1)适用范围:高压蒸汽灭菌法适用于耐热、耐湿诊疗器械、器具和物品的灭菌,下排气压力蒸汽灭菌还适用于液体的灭菌;快速压力蒸汽灭菌适用于大多数耐热、耐湿诊疗器械器具和物品的灭菌。压力蒸汽灭菌不适用于油类和粉剂的灭菌。

(2)灭菌参数:灭菌参数见表 6-1。

(3)注意事项:①灭菌包重量要求:器械包重量不宜>7 kg,辅料包重量不宜>5 kg。②灭菌包体积要求:下排气压力蒸汽灭菌器不宜超过 30 cm×30 cm×25 cm;预真空压力蒸汽灭菌器不宜超过

30 cm×30 cm×50 cm。③快速灭菌程序:不应作为物品的常规灭菌程序,应急情况下使用时只适用于灭菌裸露物品,使用卡式盒或者专用灭菌容器盛放。灭菌后的物品应尽快使用不应储存,无有效期。

表 6-1　高压蒸汽灭菌器灭菌参数

设备类别	物品种类	温度 (℃)	所需最短时间 (分钟)	压力 (kPa)
预真空式	辅料	132~134	4	205.8
	器械	132~134	4	205.8
下排气式	辅料	121	30	102.9
	器械	121	20	102.9

2.紫外线消毒法

(1)适用范围:紫外线消毒法适用于各类环境物体表面,如墙面、桌面等,以及空气消毒。

(2)室内空气消毒:①固定式照射法,采取紫外线杀菌灯悬挂在室内,以垂直向下、反向照射或横向照射的方式进行消毒,也可安装在过道墙壁上,形成屏幕式照射。安装数量要求平均每平方米≥1.5 W,如 60 m² 房间需要安装 30 W 紫外线灯 3 只,同时要求分布均匀,距离地面 1.8~2.2 m,照射时间≥30 分钟。②移动式照射,利用紫外线消毒车对室内某一区域空气进行集中照射,不受固定位置限制。

(3)污染物体表面消毒:①室内表面消毒,吊装或移动式紫外线消毒车对室内光滑的墙壁和地面有一定的消毒效果,但一般达不到卫生学要求,可以在紫外线灯上安装反光罩或采用高强度紫外线灯,才能对在距离紫外线灯下 1 m 左右处的工作台面进行有效的消毒。②设备表面消毒,用高强度紫外线消毒器进行近距离照射,可对平坦光滑表面进行消毒。如便携式紫外线消毒器可以在距离 3 cm 以内进行移动照射,每处停留 5 秒,对表面细菌杀灭率可达到 99.99%。

(4)注意事项:①使用中紫外线灯管强度不应<70 μW/cm²,紫外线强度每半年至少检测 1 次。②灯管表面应清洁、无尘、无油污,每周擦拭灯管一次。③应避免直接照射人体,必要时戴防护镜和穿防护服进行保护。

3.含氯消毒剂

(1)适用范围:含氯消毒剂适用于物品、环境、物体表面(地面、墙面、高频接触物体表面)、分泌物、排泄物等的消毒。常用的含氯消毒剂有水剂、片剂和粉剂。

(2)使用方法:①浸泡法,对细菌繁殖体污染的物品,用 500 mg/L 有效氯溶液浸泡 10 分钟以上;对经血液传播的病原体,分枝杆菌和芽孢污染的物品用 2 000 mg/L 的有效氯溶液浸泡 30 分钟以上。②擦拭法,消毒液浓度、作用时间和浸泡法相同。③喷洒法,一般污染物品表面,用 1 000 mg/L 的消毒液均匀喷洒,作用 30 分钟;对经血液传播病原体污染的表面,用 2 000 mg/L 的消毒液喷洒作用 60 分钟以上。④干粉消毒法,对排泄物的消毒,用含氯消毒剂干粉加入排泄物中,使含有效氯 10 g/L,略加搅拌后作用 2～6 小时;对污水的消毒,用干粉按有效氯 50 mg/L 用量加入污水中,并搅拌均匀,作用 2 小时后排放。

(3)注意事项:①对纺织物品类有腐蚀和漂白作用,不应做有色织物的消毒。②未加防腐剂的含氯消毒液对金属有腐蚀性不应做金属器械的消毒。③含氯消毒剂应放于阴凉处避光、防潮、密闭保存,所需溶液应现配现用,配置漂白粉等粉剂溶液时,应戴口罩、橡胶手套。

(五)社区常用清洁消毒灭菌效果监测

1.压力蒸汽灭菌的监测

(1)物理检测法:每次灭菌应连续检测,记录灭菌时的温度、压力和时间等灭菌参数。温度波动范围在 3 ℃以内。时间满足最低灭菌时间的要求,同时应记录所有临界点的时间、温度与压力值,结果应符合灭菌的要求。

(2)化学监测法:应进行包外、包内化学指示物监测。具体要求为灭菌包外应有化学指示物,高度危险性物品包内应放置化学指示物,置于最难灭菌的部位。通过观察化学指示物颜色的变化,判断是否达到灭菌合格的要求。

(3)生物监测法:按照《消毒技术规范》的规定,将嗜热脂肪、芽孢菌片制成标准生物测试包,或使用一次性标准生物测试包,对灭菌器的灭菌质量进行生物监测。标准生物监测包置于灭菌器排气口的上方或生产厂家建议的灭菌器内最难灭菌的部位,并设阳性对照和阴性对照。

2.空气采样及监测方法

(1)采样的时间:选择消毒处理后采样。

(2)采样高度:采样点应设在距地面(垂直)80~150 cm 高度范围内。

(3)布点方法:空气微生物采样在时间和地点上有一定代表性,在同一个室内应该选择4个角及中央共5点。室内面积≤30 m² 时,可在一条对角线上量取 3 点,即中心和两端距墙 1 m 处各取 1 个点;室内面积>30 m² 时,可设东、西、南、北、中 5 个点,其中东、西、南、北距墙 1 m。采样器一般置于离地面 33 cm 高处,上风向,离门窗和人流动处 1 m 以上。采样人应穿隔离衣、戴口罩、帽子,并注意不要污染培养皿。

(4)采样的方法:目前应用最广泛的是平皿暴露法。用 9 cm 直径普通营养琼脂平板在采样点暴露 5 分钟后送检,在 37 ℃ 下培养24 小时,然后记录每个平板上的细菌菌落数。

3.物体表面的采样及监测方法

(1)采样时间:通常应在消毒处理后 4 小时内进行采样。

(2)采样面积:若被采样物体表面<100 cm²,应取全部物体表面。若被采样物体表面≥100 cm²,则取 100 cm²。如果是对污染源的定性检查。采样面积就需要尽可能地大一些,以便于取得阳性结果。

(3)采样方法:将 5 cm×5 cm 的标准灭菌规格板放在被检物体表面,用浸有无菌生理盐水采样液的棉拭子 1 支,在规格板内横竖往返各涂抹 5 次,并随之转动棉拭子。连续采样 1~4 个规格板面积,然后剪去采样人手接触部分,将棉拭子放入装有 10 mL 采样液的试管中送检,门把手等小型物体则采用棉拭子直接涂抹物体的方法采样。

(4)细菌菌落总数监测:将采样液试管经专业人员适当稀释后接种于普通琼脂平板上,置 37 ℃恒温箱内 24 小时培养,进行活菌落计数。

(六)社区医疗废物管理

1.社区医疗废物管理要求

根据国务院《医疗废物管理条例》及原卫生部《医疗卫生机构废物管理办法》的相关规定,社区卫生机构废弃物实行分类收集,设专(兼)职人员负责管理。

(1)根据医疗废物的类别,将感染性废物和损伤性废物用有警示标识的黄色包装物或容器盛装封闭,病理性废物必须防腐处理后用黄色包装物盛装封闭。

(2)感染性废物、损伤性废物、病理性废物、药物性废物及化学性废物不得混合收集。

(3)在盛装医疗废物前,应当对医疗废物包装物或者容器进行认真检查,确保无破损、渗漏和其他缺陷。

(4)医疗废物中病原体的培养基、标本和菌种等高危险性废物,必须首先在微生物实验室进行压力蒸汽灭菌或化学消毒处理,然后按感染性废物收集处理。

(5)隔离的感染患者、多重耐药菌感染患者或疑似传染病患者产生的医疗废物必须使用双层包装物,并及时封闭。

(6)放入包装物或容器内的感染性废物、病理性废物、损伤性废物不得取出。

(7)盛装医疗废物达到包装物或容器的 3/4 时,必须进行紧实严密的封口。

(8)必须使用有警示标识的包装物或容器。如果其外表面被感染性废物污染时,应当对被污染处进行消毒或增加一层包装。

(9)禁止在非收集、非暂时储存地点倾倒、堆放医疗废物,禁止将医疗废物混入其他废物或生活垃圾。

（10）一次性使用医疗用品、一次性使用卫生用品及一次性医疗器械、被患者血液、体液、排泄物污染的物品，棉球、棉签、引流棉条、纱布块及其他各种敷料物等均被视为感染性废物。

（11）社区医疗机构负责科室指定专人负责医疗废物的分类收集、登记、交接工作。

（12）严格执行社区的消毒隔离制度。对使用后的医疗废物运送工具、暂时储存室墙壁、地面或物体表面可用 1 000 mg/L 的含氯消毒液喷洒、擦拭。防护用品每天用 500 mg/L 的含氯消毒剂浸泡消毒。保洁员收集或转运医疗废物后立即进行手清洗和消毒，手消毒用 0.5％碘伏消毒液或 75％酒精擦拭 1～3 分钟。

2.医疗废物流失、泄漏、扩散意外事故管理

（1）在盛放医疗废物前，应当对医疗废物包装袋、容器进行认真检查，确保无破损、渗漏和其他缺陷。使用中如发现容器有破损、泄漏等情况，应立即报告，并及时做好相应的消毒处理。

（2）确定流失、泄漏、扩散的医疗废物的类别、数量、发生时间、影响范围及严重程度。

（3）组织有关人员尽快按照应急方案，对发生医疗废物泄漏、扩散的现场进行处理。

（4）对被医疗废物污染的区域进行处理时，应当尽可能减少医疗废物对患者、医务人员、其他现场人员及环境的影响。

（5）采取适当的安全处置措施，对泄漏物及受污染的区域、物品进行消毒或者其他无害化处置，必要时封锁污染区域，以防扩大污染。

（6）对感染性废物污染区域进行消毒时，消毒工作从污染最轻区域向污染最严重区域进行，对可能被污染的工具也应当进行消毒。

（7）工作人员应当做好卫生安全防护后进行工作。

（8）处理工作结束后，应当对事件的起因进行调查，并采取有效的防范措施预防类似事件的发生。

3.医疗废物的存放原则

(1)应当对医疗废物进行登记,登记内容应当包括医疗废物的来源、种类、重量或者数量、交接时间、处置方法、最终去向以及经办人签名等项目。登记资料至少保存 3 年。

(2)医疗废物专用包装物、容器,应当有明显的警示标识和警示说明。

(3)医疗卫生机构应当建立医疗废物的暂时贮存设施、设备,不得露天存放医疗废物,医疗废物暂时贮存的时间不得＞2 天。

(4)医疗废物的暂时贮存设施、设备,应当远离医疗区、食品加工区和人员活动区及生活垃圾存放场所,并设置明显的警示标识,采取防渗漏、防鼠、防蚊蝇、防蟑螂、防盗,以及预防儿童接触等安全措施。

(5)医疗废物的暂时贮存设施、设备应当定期消毒和清洁。

(6)不具备集中处置医疗废物条件的农村,医疗卫生机构应当按照县级人民政府卫生行政主管部门、环境保护行政主管部门的要求,自行就地处置其产生的医疗废物。自行处置医疗废物的,应当符合下列基本要求:①使用后的一次性医疗器具和容易致人损伤的医疗废物,应当消毒并作毁形处理;②能够焚烧的,应当及时焚烧;③不能焚烧的,消毒后集中填埋。

(七)社区医务人员职业防护管理

(1)医务人员从事诊疗、护理工作应当遵照标准预防原则,做好自我防护。

(2)医务人员进行有可能接触患者血液、体液的诊疗和护理操作时必须戴手套,做到一用一换。

(3)诊疗、护理操作过程中,有可能发生血液、体液飞溅到医务人员的面部时,医务人员应当戴手套、具有防渗透性能的口罩、防护眼镜;有可能发生血液、体液大面积飞溅或者有可能污染医务人员的身体时,还应当穿戴具有防渗透性能的隔离衣或者围裙。

(4)医务人员在接触每位患者前、后均要用流动水严格洗手,并按要求进行手消毒。

(5)使用后的锐器直接放入耐刺、防渗漏的利器盒以防刺伤。

(6)认真执行安全注射,禁止给使用后的一次性针头回套针帽,禁止徒手分离污染物品(器械),以及针头、刀片等锐器。

(7)高危科室医务人员定期体检和预防接种,医务人员发生感染性疾病细菌、病毒职业暴露后,立即实施相应的处理措施,并报告本科室负责人。

(8)医务科负责对职业暴露情况进行详细登记,为职业暴露的医务人员提供相关健康检查和预防性治疗费用。

(9)医务科负责对全院职工进行职业暴露与防护知识培训。

二、社区生活饮用水安全

(一)水质检验

社区生活饮用水水质检验流程见图 6-1。

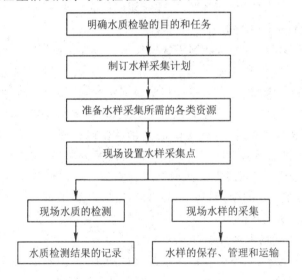

图 6-1 社区生活饮用水水质检验工作流程

1.制订水样采集计划

根据水质检验目的和任务制订详细的采样计划,计划内容包括采样目的、检验项目、采样日期、采样地点、采样方法、采样数量、采样容器、采样体积、水样保存方法及现场检测指标等。

2.选择水样采集容器

根据水质检验项目选择合适的水样采集容器,容器的选择应遵循以下原则。

(1)应根据待测组分的特性选择合适的采样容器。

(2)容器的材质应化学性质稳定性强,且不应与水样中组分发生反应,容器壁不应吸收或吸附待测组分。

(3)采样容器应适应环境温度的变化,抗震性能强。

(4)采样容器的大小、形状和重量应适宜,能严密封口,并容易打开,且易清洗。

(5)应尽量选用细口容器,容器的盖和塞的材料应与容器材料统一。某些微生物检测用的样品容器不能用橡胶塞。

(6)微生物学指标测定的水样应使用玻璃材质的采样容器。

3.准备水样采集容器

根据待测组分的特性选择合适的采样容器,并按以下要求对采样容器进行洗涤和处理。

(1)容器洗涤:将容器用水和洗涤剂洗净,并用自来水彻底冲洗后用10%的盐酸溶液浸泡过夜,然后依次用自来水,蒸馏水洗净。

(2)容器灭菌:热力灭菌是最可靠且普遍应用的方法。热力灭菌分干热和高压蒸汽灭菌两种。干热灭菌要求在 160 ℃下维持2 小时;高压蒸汽灭菌要求在 121 ℃下维持 15 分钟,高压蒸汽灭菌后的容器如不立即使用,应于 60 ℃将瓶内冷凝水烘干。灭菌后的容器应在 14 天内使用。

4.设置现场水样采集点

(1)水源水:指集中式供水水源地的原水,水源水的采样点通常应选择汲水处。

(2)出厂水:指集中式供水单位水处理工艺过程完成的水,出厂水的监测点应设在出厂进入输送管道以前处。

(3)二次供水:指集中式供水在入户之前经再度储存、加压和消毒或深度处理,通过管道或容器输送给用户的供水方式。二次供水的采样点通常应选在水箱(或蓄水池)进水处、出水处及使用二次供水的用户水龙头处。

(4)管网末梢水:指出厂水经输水管网输送至终端(用户水龙头)处的水,管网末梢水的采样点通常选在用户经常使用的水龙头处。

5.现场水样采集及处理

(1)现场水样采集。采样前应先点燃75%酒精棉球对水龙头消毒,塑料或其他特殊材质不能经受棉球燃烧火焰温度的水龙头,可以75%酒精棉球擦拭消毒。采样时不得用水样荡洗已灭菌的微生物指标采样瓶,而应直接采集水样,并避免手指和其他物品对瓶口的污染。

(2)需送实验室检测的水样,应根据待测定的指标选择适宜的保存方法,包括冷藏及加入保存剂等,采集后应尽快送实验室测定。①水样冷藏保存:水样在4 ℃冷藏保存并贮存于暗处。②水样中加入保存剂保存:保存剂量的纯度和等级应达到分析的要求,且不能干扰待测指标的测定。保存剂可预先加入采样容器中,也可在采样后立即加入,但是易变质的保存剂不能预先添加。水样的保存没有通用的原则,由于水样的组分、浓度和性质不同,同样的保存条件不能保证适用于所有类型的样品。在水样采集前应根据样品的性质、组成和环境条件,选择适宜的保存方法。

6.现场水样的管理

(1)现场检测水样。水样采集后应尽快测定,水温、pH及游离余氯应在现场测定,严格根据所选用的检测仪器作业指导书开展现场水质检测,并做好检测结果的记录并妥善保管。

(2)实验室检测水样。应认真填写采样记录及样品标签,在标签上注明采集水样的编号、采样者、采样日期、采样时间及采样地点等相关信息,并将标签贴在装有水样的容器上。

7.水样的运输

除用于现场测定的样品外,大部分水样都需要运回实验室进行分析,在水样的运输过程中应保证其性质稳定、完整、不受污染、不被损坏及不被丢失。水样的运输过程中需注意以下事项。

（1）水样采集后应立即送回实验室，根据采样点的地理位置和样品的最长保存时间选用适当的运输方式，在现场采样工作开始之前就应安排好运输工作，以防延误。

（2）样品装运前应逐一与样品登记表、样品标签和采样记录进行核对，核对无误后分类装箱。

（3）塑料容器要塞紧内塞，拧紧外盖，贴好密封带；玻璃瓶要塞紧磨口塞，并用细绳将瓶塞与瓶颈栓紧，或用封口胶、石蜡封口；装有待测项目为油类的水样的玻璃容器不能用石蜡封口。

（4）需要冷藏的样品，应配备专门的隔热容器，并放入制冷剂。

（5）冬季应采取保温措施，以防样品瓶冻裂。

（6）为防止样品在运输过程中因震动、碰撞而导致损失或沾污，最好将样品装箱运输。装运的箱和盖都需要用泡沫塑料或瓦楞纸板作衬里或隔板，并使箱盖适度压住样品瓶。

（7）样品箱应有"切勿倒置"和"易碎物品"的明显标示。

（二）社区生活饮用水卫生建档

1.社区生活饮用水卫生建档的目的

开展饮水卫生建档工作的目的是为了掌握辖区饮水卫生有关的基本情况及动态变化，并为预防和控制辖区水源性疾病提供基础资料。

2.社区生活饮用水卫生建档资料的收集

（1）人口资料的收集：通过辖区公安部门及村居委，收集辖区各个村居委的常住人口数，包括本地户籍的人口数和非本地户籍的人口数。

（2）生活饮用水集中式供水单位基本情况资料的收集：通过辖区生活饮用水集中式供水单位，收集辖区生活饮用水集中式供水单位的名称、地址、联系人、联系电话、供水范围、供水人口数、实际日供水能力水源水类型、制水工艺及消毒情况等信息。收集到的生活饮用水集中式供水单位基本信息应与其持有的卫生许可证登记信息一致。

（3）街道供水基本情况资料的收集：通过辖区村居委及生活饮

用水集中式供水单位,收集辖区各村居委的生活饮用水供水单位来源及供水人口(常住人口)。供水人口的总数应与收集到的人口资料中的常住人口总数一致。

(4)二次供水基本情况收集:通过辖区村居委及物业公司,收集辖区饮用二次供水的小区名单(包括小区名称及地址),并分别收集各小区内使用的二次供水水箱或水池的数目及类型、管理二次供水设施的物业公司基本信息(包括公司的名称、具体负责人及联系电话),以及各物业公司对二次供水设施卫生管理的基本情况(包括水箱或水池是否清洗及清洗的频率、清洗人员是否持有健康证及水箱是否建档)。收集到的物业公司基本信息应与其持有的卫生许可证登记信息一致。

(5)管道直饮水基本情况收集:通过辖区村居委、物业公司及管道直饮水单位,收集辖区饮用管道直饮水的小区名单(包括小区名称及地址),各小区内居民总户数、使用管道直饮水的居民户数、管道直饮水供水单位的基本信息(包括单位名称、地址、具体负责人及联系电话)及每日管道直饮水制水量。收集到的管道直饮水供水单位基本信息应与其持有的卫生许可证登记信息一致。

(6)辖区内生活饮用水监测资料:通过辖区疾病预防控制中心,收集辖区集中式供水单位的出厂水、二次供水,以及管网末梢水的水质监测结果。

3.饮用水卫生建档资料的报送和存档

将收集到的各类建档资料按要求填入相应的报表,所有报表一式两份,一份在规定的时间内按要求报送,一份则与饮用水卫生建档收集的资料一起存档保存。

(三)生活饮用水污染突发事件的应急处置

1.生活饮用水污染突发事件的发现与核实

在日常工作中应重视各种可能构成生活饮用水污染突发事件的情况,一旦出现以下任一情况,应立即与报告或传述该情况的单位部门或个人取得联系,并对实际情况加以核实。

(1)排污者报告水源地排污情况。

（2）各类媒体报道的能导致水源地和饮用水污染的事故。

（3）公众举报的饮用水水质异常事件。

（4）饮用水卫生常规监测中发现的异常情况。

（5）医疗机构接治饮用水相关疾病患者。

（6）与饮用水相关的居民健康、疾病及死亡监测与历年平均水平相比出现较大差异。

2.生活饮用水污染突发事件的级别判定

根据饮用水污染突发事件的性质、危害程度、涉及范围，将生活饮用水污染突发事件划分为特别重大（Ⅰ级）、重大（Ⅱ级）、较大（Ⅲ级）和一般（Ⅳ级）。

（1）特别重大饮用水污染突发事件（Ⅰ级），指有下列情形之一的：①造成公众发病或中毒症状人数在 300 人以上。②造成发病者严重器质性病变 6 人以上。③造成死亡 3 人以上。④可能导致长期潜在危害，如致癌效应、致畸效应等。⑤需要转移人群人数在 3 万人以上。⑥导致停止供水＞24 小时，影响 10 万人以上。⑦跨国界、涉及多个省份的重大饮用水污染事件。⑧国务院卫生行政部门认定的其他特别重大饮用水污染突发事件。

（2）重大饮用水污染突发事件（Ⅱ级），指有下列情形之一的：①造成公众发病或中毒症状人数在 200 人以上。②造成发病者严重器质性病变 1 人以上。③造成死亡 1 人以上。④可能导致长期潜在危害，如功能障碍等。⑤需要人群转移人数在 1 万人以上。⑥导致停止供水＞24 小时，影响 3 万人以上。⑦市级卫生行政部门认定的其他重大突发饮用水污染事件。

（3）较大饮用水污染突发事件（Ⅲ级），指有下列情形之一的：①造成公众发病或中毒症状人数在 1 人以上，并未造成发病者严重器质性病变，无潜在长期不良生物学效应。②需要人群转移人数在 100 人以上。③导致停止供水＞24 小时，影响 500 人以上。④区（县）级卫生行政部门认定的其他较大饮用水污染突发事件。

（4）一般饮用水污染突发事件（Ⅳ级），指有下列情形之一的：①未造成公众直接健康危害，无潜在长期不良生物学效应，但已造成明显动植物危害。②需采取停止供水、隔离现场等规避措施的事件。③区(县)级卫生行政部门认定的其他一般饮用水污染突发事件。

3.生活饮用水污染突发事件的报告

医疗卫生机构和有关单位及个人发现饮用水污染事件,应在2小时内向辖区疾病预防控制中心报告。报告的内容应包括生活饮用水污染事件发生的时间、发生的地点、受污染的范围、受影响的人数、患病的人数及患者的主要临床症状等基本信息。

4.生活饮用水污染突发事件的现场调查

根据上级部门要求,协助辖区疾病预防控制中心及时开展生活饮用水污染突发事件的现场调查。到达现场之后,服从现场应急指挥部的统一部署,与现场各部门一起及时开展饮用水污染事件发生现场的调查。

调查内容包括事件发生的地点、时间、原因、过程及当事人,污染波及的地域范围及影响人群等,同时根据现场情况对集中式供水单位地面水源的污染情况、出厂水污染情况、二次供水污染情况及管网水污染情况进行调查。如出现患病病例,应对病例进行个案调查、采集生物样品,并协助医疗机构对病例进行救治。

5.生活饮用水污染突发事件现场水质的监测

根据上级部门要求,协助辖区疾病预防控制中心及时开展生活饮用水污染突发事件现场水质的监测,包括对受污染的生活饮用水、现场临时送供的生活饮用水及恢复正常供水前的生活饮用水开展水质现场检测并采集水样。对受污染的生活饮用水水样进行监测时,监测点按以下要求设置。

(1)水源水受到污染时。应根据水源水的不同类型设置监测点。①河水:一般应根据河流的大小,参考表6-2及表6-3的要求采样。怀疑为生物恐怖袭击事件时,应在生物袭击点、细菌弹投掷点的下游岸边或死水湾处采集可疑的水源水样品。②湖水:在入口、出口及湖水中心采样,按湖水深度在垂直方向参考河水的要求采样。③地下水:根据水质与地质结构的关系设置采样点,可利用现有水井,或根据与地下水相关的涌水点采样。采集井水时,须先用泵充分抽水,以保证样品真正代表地下水源的实际情况。

表 6-2　不同深度河流受污染时采样点的设置(垂直采样)

水深(m)	采样点个数	采样点位置
≤5	1	距水面 0.5 m 处,如水深不足 1 m,在 1/2 水深处
5~10	2	距水面 0.5 m 处,河底以上 0.5 m 处
>10	3	距水面 0.5 m 处,1/2 水深处,河底以上 0.5 m 处

表 6-3　不同规模河流受污染时采样点的设置(断面采样)

年平均流量(m³/g)	河流分类名称	采样点(个)
≤5	小溪流	2
5~150	小河	4
150~1 000	河流	6
>1 000	大河	≥6

(2)出厂水受到污染时:采样点设于集中式供水单位的出水口处,采样点的数量与出水口的数量一致。此外,在水源水进行处理前的汲水处也应设采样点。

(3)管网末梢水受到污染时:在居民反映较强烈或出现健康危害的管网处或管网破损处设采样点,并根据供水及污染所波及的范围,参考表 6-4 设置其他的管网末梢水采样点。

表 6-4　管网末梢水受污染时采样点的设置

管网供水人口(万人)	采样点(个)
≤1	2
1~10	4
10~20	6
20~50	8
50~100	10
100~200	12
>200	≥15

（4）二次供水受到污染时：与管网末梢水受到污染时的要求相似，在可能的污染环节设监测点，并根据供水及污染波及的范围，参考表 6-5 进行其他采样点的设置。

表 6-5 二次供水受污染时采样点的设置

采样点个数	二次供水设施数（个）
≤5	2
6～10	4
11～50	8
51～200	10
201～500	12
501～1 000	15
>1 000	>15

（5）其他类别的生活饮用水受到污染时：分质供水及分散式供水等其他供水人口较少的生活饮用水受到污染时，可参照管网末梢水设置采样点，并根据具体情况进行增减。

6.生活饮用水污染突发事件现场的健康宣教

根据现场调查和水质监测的情况，对生活饮用水污染突发事件可能波及的人群开展针对性的健康宣教。在平时的工作中，也要重视收集各类饮用水卫生相关的健康教育素材，在社区开展饮用水卫生健康知识的宣传。

三、健康宣传

（一）社区健康宣传的特点

社区健康宣传是指社区居委会、社区药店、社区卫生服务中心（站）等机构，利用各种形势，将各种健康知识、观念、行为、资讯等有计划地与居民进行交流和分享的过程。它是以"人人健康"为出发点，目的是维护和促进社区居民健康。

社区健康宣传因其在内容、方式上与医院及一般的商业宣传具有不同的侧重点，加上社区居民组成的多层次性和复杂性，所以社区健康宣传除具有科学性、针对性的特点外,还包括以下特点。

1.宣传形式的多样性

在社区,居民的构成具有多层次性和复杂性,不同文化、职业、年龄的人,对健康信息的兴趣、接受能力也是有差别的。因此,在健康宣传时,必须针对不同的对象、目的而采取不同的传播形式。

2.宣传对象的广泛性

社区健康宣传的对象应包括该社区的所有居民。社区居民根据职业、年龄、文化等主要特征分为不同的群体。从居民的职业角度看,某些社区居民的职业可能有一定的类似性,如机关、学校、企业、个体经营者等。从文化层次看,有些具有医药学及健康知识;有些具有较高的文化水平,但是医药学及健康知识欠缺;还有些文化水平低,健康知识少。从年龄的角度看,居民可被分为婴幼儿、青少年、中年、老年。因此社区健康信息传播的对象具有广泛性。

3.宣传内容的趣味性

文化水平不高的社区居民,其健康信息的接受程度不仅取决于其内容的科学性,同时还取决于内容的趣味性。具有趣味性的健康信息更能引起他们的注意。因此,在社区健康信息的传播中要注意内容的趣味性、丰富性和多样性。

4.宣传时间的不定性

因社区居民年龄、职业、生活习惯的不同,很难找到一个固定的时间,让更多的社区居民集中在一起接受健康信息的传播。因此,必须根据社区居民的实际情况,灵活多样地安排时间,让更多的人有机会接受到健康信息的传播。

(二)社区健康宣传的基本形式

根据规模,宣传形式一般被分为 6 种:自我宣传、组织宣传、人际宣传、群体宣传、大众宣传和网络宣传。社区健康宣传中常用的为以下 4 种。

1.人际宣传

人际宣传是指个体之间直接的信息交流过程,是最基本、最常用的社会宣传形式。健康教育中常用的人际宣传形式有咨询、交谈或个别访谈、劝服、指导等。按其表现形式可分为面对面宣传和非面对面宣传。面对面宣传指通过语言、动作和表情等媒介进行交流;非面对面宣传是指通过电话、书信等媒介进行交流。人际宣传具有以下特点。

(1)及时性:人际宣传简便易行,不受机构、媒介、时空等条件的限制,可较随意进行。交流中,传、受双方不断交换着自己的传、受角色,接受和发出信息,沟通及时,交流充分,双方可以随时了解对方对信息的接受程度和宣传效果。

(2)针对性:传者可以根据宣传对象和宣传的信息内容及传者自己的意图、目的来选择宣传的方式、内容、地点。在进行宣传的同时,传者还可根据受者的接受情况、反应情况等随时调整宣传策略,充分运用和发挥宣传技巧。这种针对性和灵活性是在大众宣传方式中做不到的。

(3)双向性:传、受双方相互依赖,双方参与相互间的宣传行为所构成的有机整体,是双向互动的过程。

(4)速度慢:与大众宣传相比,人际宣传的信息量相对较少,在一定时限内的信息覆盖量和人群数量远不如前者。

任何健康信息的落实都需要更多的具体指导才能变为正确的健康行为,因此人际宣传在健康信息的宣传中,不管是单独使用还是配合其他宣传媒介综合使用,都能发挥更好的作用。

2.群体宣传

群体宣传是小群体的宣传活动,指在一定的规章下,对临时聚合于某一场所、具有一定人数的公众进行宣传。适用于不同目的的健康教育与健康促进活动,例如耐药菌感染的健康教育、抗菌药物用药安全知识讲座等。群体宣传具有以下特点。

(1)广泛性:群体宣传的场合是公开的,信息的覆盖量可以达到几十人、几百人甚至更多。

(2)综合性:在群体宣传中,可以利用人际宣传,也可以利用实物,还可以利用电视等媒体进行宣传。

(3)及时性:由于面对面地交流,受众能及时地反馈自己的意见,使宣传者及时调整宣传内容,以达到更好的宣传效果。

(4)双向性:在群体宣传中,传、受双方可以面对面地交流,实现信息交流的双向性。

3.大众宣传

大众宣传是指职业性信息宣传机构和人员通过广播、电视、电影、报纸、期刊、书籍、传单等大众媒介和特定宣传技术手段,向范围广泛、为数众多的社会人群传递信息的过程。大众宣传具有以下特点。

(1)即时性:大众宣传一旦发出,立即会发生社会影响。大众宣传中某条确切或虚假的消息,可能使很多人受益或使很多人上当受骗。

(2)公开性:大众宣传内容是公开的、公共的,是一种"公开的说话",不具有保密性。因而,公开性也是普遍分享性,广大受众可以分享大众宣传媒体中的任何信息。

(3)单向性:大众宣传属于单向性很强的宣传活动,它的传者特定,传者与受众通过媒体发生间接联系,很难互换传、受角色,信息流动基本上是单向的。受众一般无法要求当面解释与直接提问,信息反馈不及时。

(4)广泛性:受众为数众多,分散广泛。受众的多少取决于媒体的宣传范围。

(5)超越性:大众宣传超越时空,信息传递量大,速度快。大众宣传运用日益先进的设备和技术,使媒体传递信息的速度不断加快,超越时空功能不断加强。

4.网络宣传

网络宣传是指通过计算机网络进行信息宣传活动。具体来说,就是以现代计算机网络技术和光纤技术为基础,对文字、声音、图像或三者的结合进行的信息宣传。它以全球海量信息为背景、以海量参与者为对象,参与者同时也是信息接收者和发布者,并随时可以对信息作出反馈。网络宣传使人类宣传活动出现了新的飞跃。它是对以往各种宣传的一种全新延伸、全面超越和彻底整合,具有强烈的人性化、时尚化、生活化等宣传优势和大容量性、交互性、多样性等宣传特点。网络宣传在健康教育中的应用以下几方面。

（1）健康咨询或网上医院：人们可以通过各种网络聊天工具、电子邮件等进行文字交流、语音交流、视频对话交流。这使得医师、药师与居民之间能够建立一种直接的、即时的、互动式的沟通渠道。人们通过在线健康咨询或网上医院解决健康问题，包括不愿意直面医师、药师说的一些问题也可以在这里得到解决，同时节省一定的就诊时间。

（2）检索健康信息：网络中信息资源丰富，信息内容无所不包，教育、文化、娱乐、医学、药学等方面的信息也很丰富，它们分布在世界各国的服务器、数据库中。人们可以根据自己的需要，检索到感兴趣的信息。

（三）宣传技巧

健康信息的宣传是一个十分复杂的过程，在宣传的每个环节上都有许多因素能直接或间接地影响宣传效果。这其中，良好的宣传技巧在很大程度上能提高宣传效果。

1.交谈的技巧

健康宣传者，尤其是医药卫生工作者的责任不只是把健康信息表达清楚，还要考虑怎么谈才能使对方产生兴趣，容易理解，并根据对方的各种反馈信息来调整自己的讲话内容和方式。

（1）说话技巧。掌握说话技巧，就是使用对方能理解的言语和能接受的方式，提供适合个人需要的信息。"一对一交谈"是健康宣传过程中最常用的一种口头宣传方式。

尊重对方：宣传者要尊重社区居民或患者的权利和人格，平等地对待他们。礼貌待人，正确地称呼社区居民或患者；尊重他人隐私及拒绝回答问题的权利，避免使用批评、威胁或阻碍沟通的语言；要热情、亲切、诚恳，努力做到"声情并茂"，否则，即便口才再好，也只能给人以哗众取宠之感。

语言通俗易懂：使用简单句和通用词语，避免使用对方不易理解的专业术语和俚语。如果对一个不懂英语的人讲英语,对一个不懂方言俚语的人讲方言俚语,对一个不懂药学的人讲药学术语,信息自然无法传递,交流活动也就无法进行。所以,在说话的过程中,应根据谈话对象的身份、文化层次等,选择适当的语言,必要时使用当地语言或群众习惯用语,讲话时发音清晰,语速适中。另外,生动的语言和表情,抑扬顿挫的语调和节奏更可使对方产生兴趣、共鸣、反应和效果。

适当重复重要的和不易被理解的概念:在交谈过程中,对于比较重要的或对方比较陌生而难以理解的概念应重复 2～3 遍,以加强理解和记忆。

谈话的内容明确,重点突出:一次谈话围绕一个中心问题,涉及的内容不宜过多、过广。

注意观察受者,及时取得反馈:宣传的本质是传受者互相间的呼应。交谈过程中对方不自觉的表情、动作等都表达了其感受,要注意观察其感情变化及其内涵。在谈话的过程中可适当停顿,给对方提问和思考的机会,随时停下来询问对方是否听懂了,是否有问题,是否有需要重复的地方。

使用辅助材料:必要时可运用图画、模型等辅助谈话,以达到更好的沟通效果。

(2)倾听技巧。倾听是人们通过有意识地听而理解信息的过程。有效地倾听是人际交往的基本技能之一。听对方的词句,注意其说话的音调、流畅程度、选择用词等,借以洞察说话人的真正含义和感情,是对接受到的信息所作的积极能动的心理反应。有效的倾听应注意以下一些问题。

主动参与,给予积极响应:采取稳重的姿势,与说话者保持同一高度,双目注视对方,在听的过程中,用各种对方能理解的动作与表情,如微笑、皱眉、迷惑不解、点头,说"哦""嗯"或重复对方所说的关键词等,表示自己的理解和感情,给讲话人提供准的反馈信息以利其及时调整。

集中精力,排除各种干扰:与人交谈时要排除有碍于倾听的干扰因素,客观干扰如噪音、有人来访等,主观干扰如分心、急于表态等心理因素。对外界的客观干扰要听而不闻,即使偶尔被打断,应尽快将注意力集中回来;有意识地克服和排除自身的主观干扰。

注意观察,体察言外之意:充分听取对方的谈话,捕捉每一个有关的信息,不轻易打断对方的话,不轻易作出判断,不轻易表达自己的观点。有时,对方叙述病情的过程也是内在心理压力缓解和释放的过程,可能绕着圈子讲话,对于离题过远或不善于言表者,可以给予委婉、恰当的引导。提出一个富有启发性的问题,或抓住对方的某一句话,自然地引导到另一个双方都感兴趣的话题上。这需要宣传者在倾听时要有耐心,在听的过程中不断进行分析,抓住要点,注意说话人不自觉地以表情等非语言形式表达的情感及其内在含义,这将有助于对其谈话内容的理解和解释。

(3)提问技巧。提问的目的在于开启话题,获取信息,便于进一步沟通。提问的方式有时比提问的内容还要重要。比如,用平和的语气,不把提问变质问;问话有间隔,给对方一些思考时间,避免一个紧接一个地提问给对方造成紧张和心理压力等。不同的提问,可能产生不同的谈话效果。

封闭式提问:要求对方简短而准确的回答"是"或"不是""有"或"没有"及名称、数量等,通常是为了证实情况。例如,问:"您抽烟吗?"答:"抽"或"不抽";问:"您每年定期做体检吗?",答:"是的"。适用于收集简明的事实性资料。

开放式提问:这类问题比较笼统,在于让对方根据自己的理解、思考、判断表达出感觉、认识、想法等,可以获得较多的信息,例如,问:"用药后您有哪些不舒服的地方呢?"答:"腹痛、恶心、呕吐等。"开放式问题有利于对方不受说话者的诱导,说出真实、客观的事实。

探索式提问:为进一步了解对方存在某种认识、信念、行为现象的缘由而提问以获得更深层次的信息,也就是再问一个"为什么"。如"你为什么不继续用药呢?"在提此类问题时,尤其注意使用缓和的语气,以免质问之嫌。

诱导式提问:又叫倾向性提问。提问者实际上已经表明了自己的立场,诱导对方按自己的思路回答问题,有暗示作用。如"你今天感觉好多了吧?"更容易使人回答:"嗯,好多了。"在提示对方注意某事时,可以用诱导式提问,如"你最近该去体检了吧?";在涉及敏感性问题和隐私时,适当的应用诱导式问题可能获得必要的信息。但是在以收集信息为首要目的的活动如了解病情、用药咨询中,应避免使用此类问题,以保证信息的可靠性。

复合式提问:指在所提的问题中包括了两个和两个以上的问题。应避免使用复合式问题。如"你经常抽烟、喝酒吗?"烟和酒是两种东西,是否经常又是一个问题,此类问题使回答者感到困惑,不知如何回答,且易顾此失彼。

(4)反馈技巧。反馈是指受者接收信息后所产生的反应通过某种宣传形式又返回到宣传者的现象和过程。恰当的反馈可以使谈话得以深入。在健康宣传过程中,传者及时取得反馈,得以及时了解受者的知识、态度及行为状况;同时,适当地给予反馈,则使受者可获得必要的激励和指导。常见的反馈方法有以下几种。

积极性反馈:又称肯定性反馈。受者用语言或动作、表情等对谈话对方的言行作出恰当的反应,表示理解、赞同或支持,这对于建立良好的人际关系是非常重要。在交谈的过程中,适时地插入这样一些话:"是的""我也这样认为"或微笑、点头、伸出大拇指等形式表示肯定对方,这样会使对方感到高兴,受到鼓舞而易于接受。在用药咨询、技能训练、行为干预时,运用积极性反馈尤为重要。

消极性反馈:又称否定性反馈。受者用语言、动作、表情等对谈话对方的不正确言行或存在的问题表示不赞同或反对。为了取得预期效果,消极性反馈应注意两个原则:一是先肯定对方值得肯定的一面,力求心理上的接近;二是用建议的方式指出问题,态度和缓、口气婉转。如"要是我处于你的位置,我也会这样的,但……"或摇头、摆手表示反对等。消极性反馈的意义在于使谈话对方保持心理上的平衡,易于接受批评意见和建议,敢于正视自己存在的问题。

模糊性反馈：对谈话对方的言行没有表示出明确的态度和立场。如"是吗?""真的吗?""哦。"适用于难以回答的问题或暂时回避对方某些敏感问题。

鞭策性反馈（四步谈话法）：有些时候，需要用鞭策性反馈来激励健康宣传对象树立更高层次的目标，以促进其知、信、行达到更完善、更健康的境界。运用这种反馈，首先要对谈话对方的言行作出客观的评述，然后说明这种言行给你的印象，再向对方提出要求，最后请对方作出答复，故称"四步谈话法"。这种反馈既指出了问题的所在，提出了改变的方向，又以征求意见的方式要求对方自己作出抉择，很有激励性。如"你不愿意谈论某某问题，这让我觉得你不敢正视它。希望我们能一起分析一下，你看怎么样?"

(5)非语言宣传技巧。非语言宣传指以动作、体态等非语言形式传递信息的过程，它融会在说话、倾听、提问、反馈中。人的表情、眼神等蕴含着丰富而真实的信息内涵，人际交流中的大部分信息是通过非语言形式宣传的。

动态体语的运用：通过无声的动作来传情达意，如目光、面部表情、手势、触摸等。人的喜怒哀乐都可以通过眼神表达出来。控制目光能表现一定的内容，在不同的环境中还可以采用环顾、虚视等形式。人们的感情常会在不经意间通过面部表情显示出来。比如面含微笑点头，表示赞许；皱眉表示不愉快或迷惑；瞪眼、嘴唇紧绷表示冲突、敌意等。以微笑待人，是人际交往中解除生疏紧张气氛的重要条件。人们也常常用手势强调或辅助表达，比如否定或制止时用手左右摇摆，兴奋时鼓掌，愤怒时握拳，不知所措时抓耳挠腮，认真倾听时用手托腮等。恰当地运用手势会增强信息的清晰性，增加表达思想感情时的感染力。

静态体语的运用：姿势、体态、仪表、服饰等属于静态体语，它能传递出丰富的信息，反映人的气质、文化修养及心理状态等。着装整洁，举止稳重，使人易于信任，这是对健康宣传者最基本的职业要求。

类语言的运用：类语言是指说话时声音的音量、速度、语调、节奏及鼻音、喉音等。在交谈中适时适度地改变声调、音量和节奏，可有效地引起对方注意和调节气氛；适当地运用鼻音等则可表达对对方的理解和关注。因此，学会控制和利用类语言，也会产生语义的效果，使宣传更有感染力。

时空语的创设：利用由时间、环境、设施和交往气氛所产生的语义来传递信息。遵守约定的时间，是有礼貌、有诚意的表现。不同的空间距离、不同的空间方位不仅标志着人们不同的感情关系，而且影响着人们的情感表达。一般来讲，谈话双方保持的距离，反映了两者的关系或希望建立的关系；谈话双方处于同一高度时，较易建立融洽的交流关系。封闭式的安静环境、较小的空间适宜做较长时间的深谈，如药物咨询室；而开放的场所，则比较适合进行较大规模的宣传活动。

2.知识灌输的技巧

知识灌输是健康教育的主要途径，知识对形成健康的行为十分重要。人们健康知识的获得要依赖于健康教育宣传者的健康教育服务，因此，掌握知识灌输技巧对满足人们对健康知识的需求是必不可少的。

（1）讲授：讲授是指健康教育者通过循序渐进的叙述、描绘、解释等向学习者传递信息、知识，阐明概念，以帮助学习者理解和认识健康问题，树立健康的态度和信念。讲授的主要技巧是讲述、讲解和讲演。

讲述是教育者用口述的方法，将教学内容传达给学习者。讲述的基本要求是重点突出，注意启发鼓励受教育者参与教学，提出问题，引导受教育者分析和思考问题，激发其学习兴趣，避免照本宣科。

讲解是对要领、原理、现象等进行的解释，在讲解时应尽量使用通俗易懂的语言。

讲述与讲解各有侧重，在实践中常结合使用。讲述是从广度上说明问题，讲解是从深度上讲述理解问题的意义。讲演是一个人在公共场合向众多人就某问题发表意见或阐明事理的宣传活动,是以讲为主、以演为辅、讲演结合的信息宣传形式。举办专题讲座是健康教育的常用方式。

讲演效果的好坏主要取决于讲演者的口才、个人魅力、讲演内容的吸引力、讲演过程中恰当的举例及能否有效地应用非语言技巧。从某种意义上讲,一次成功的讲演就是一次成功的学术演讲。

(2)阅读指导:知识的获得,只有宣传者的讲授,是远远不够的。要领会、消化、巩固和扩大知识还必须靠自己去阅读。这就要求健康教育的宣传者要掌握阅读指导,提高受者的自学能力。

首先,针对对方当前的健康问题指导其有针对性地阅读相关材料,比如对于经常感染患者指导阅读合理使用抗菌药物的书籍。

其次,根据受者的学习能力、身心状态进行评估,制订相应的阅读计划。每次阅读的内容不要过多。

最后,帮助受者制订经济、实用的购书方案,使受者学会选择具有权威性、科学性、可读性的书籍。

(3)演示:演示即通过实物、直观教具使受者获得知识或巩固知识。演示的特点在于加强教学的直观性,它不仅是帮助受者感知和理解书本知识的手段,也是获得知识、信息的重要来源。

演示的主要作用是帮助受者学习自我照顾的技能,如胰岛素自行注射、自测血糖、如何使用家庭常用保健用具等。①演示者要先解释操作的全过程,并示范一遍,然后再重新慢慢地示范,并解释每个步骤、原理、方法及如何与其他步骤相联系。②演示者要耐心,尽量用简单易学的步骤教学。③演示时要注意安排好场所,尽量让所有参与者都能看到示范的进行,人数较多,可以分组示范。

3.行为干预的技巧

健康教育的主要目的是改变人们的不健康行为,培养和巩固有益于健康的行为和生活方式。为了帮助患者或社区居民建立有益于健康的行为,必须掌握行为干预的技巧,也就是注重行为的模仿和强化训练。

(1)行为指导:行为指导是指通过文字、语言、声像等材料和具体的示范指导,帮助教育对象形成健康态度,做出行为决策,学习和掌握新的行为方式。

(2)行为矫正:行为矫正是现代心理治疗的一种重要技术。国内外实践证明,应用行为矫正技术是快速取得健康教育干预效果的一种有效的手段,特别适用于戒烟、减肥等成瘾行为,以及儿童的不良行为矫正。

(3)群体行为干预:群体行为干预是利用小群体开展健康教育,是行为干预的一种有效途径。群体可以是社会生活中自然存在的,如家庭、居民小组、学生班集体等,也可以是为了某一特定目标把人们组织起来成为小的活动集体,如细菌感染预防学习小组等。

对于依靠个人努力难以实现的行为改变,如改变个人饮食习惯、戒烟、锻炼等,在有组织的集体中,在家人、同伴和朋友的帮助监督下,可以较容易实现。群体行为干预的方法:①注意树立榜样;②制定群体规范;③多应用鼓励手段,对已改变的态度和行为给予支持和强化;④提倡互帮互助,增进群体的凝聚力。

(四)健康宣传阵地服务形式及要求

健康宣传阵地可以理解为开展健康教育活动的平台或形式,既包括宣传栏、报刊、网络、出版物、黑板报、广播、电视等大众宣传媒体,也包括专题讲座、健康咨询、入户访谈、小品演出等人际宣传形式。而狭义的健康教育宣传阵地是指有相对固定的、有形的健康教育宣传活动平台,如宣传栏、出版物、报刊、广播、电视和网络等。

1.提供健康教育宣传资料

(1)发放印刷资料:印刷资料包括健康教育折页、健康教育处方和健康手册等。放置在乡镇卫生院、村卫生室、社区卫生服务中心(站)的候诊区、诊室、咨询台等处。每个机构每年提供≥12种内容的印刷资料,并及时更新补充,保障使用。

(2)播放音像资料:音像资料包括视频等视听宣传资料,机构正常应诊的时间内,在乡镇卫生院、社区卫生服务中心门诊候诊区、观察室、健教室等场所或宣传活动现场播放。每个机构每年播放音像资料≥6种。

2.设置社区健康咨询服务点

每个村居委会都应该设置一个有固定场所的健康咨询服务点;每周至少开放半天,且≥3小时;配有血压计、听诊器等;有免费的健康教育资料;咨询员必须具备一定的医学专业知识,优先具有医师及以上职称的人员承担等;做好咨询工作记录。

3.设置健康教育宣传栏

乡镇卫生院和社区卫生服务中心宣传栏≤2个,村卫生室和社区卫生服务站宣传栏≥1个,每个宣传栏的面积≥2 m²。宣传栏一般设置在机构的户外、健康教育室、候诊室、输液室或收费大厅的明显位置,宣传栏中心位置距地面1.5~1.6 m高。每个机构每2个月最少更换1次健康教育宣传栏内容。

4.开展公众健康咨询活动

利用各种健康主题日或针对辖区重点健康问题,开展健康咨询活动并发放宣传资料。每个乡镇卫生院、社区卫生服务中心每年至少开展9次公众健康咨询活动。

5.举办健康知识讲座

定期举办健康知识讲座,引导居民学习、掌握健康知识及必要的健康技能,促进辖区内居民的身心健康。每个乡镇卫生院和社区卫生服务中心每月至少举办1次健康知识讲座,村卫生室和社区卫生服务站每两个月至少举办1次健康知识讲座。

6.开展个体化健康教育

乡镇卫生院、村卫生室和社区卫生服务中心(站)的医务人员在提供门诊医疗、上门访视等医疗卫生服务时,要开展有针对性的个体化健康知识和健康技能的教育。

7.健康教育宣传阵地管理的资料归档

需要掌握辖区健康教育宣传阵地的信息,对健康教育宣传资料要存档、对阵地的服务内容要有工作记录,有工作计划、总结、阵地一览表、工作记录、照片等有关资料。

8.健康教育宣传阵地管理说明

（1）上述的数量、频率、次数的确定是国家基本公共卫生规范规定的要求，同时还应结合当地情况、上级业务部门或专项工作的具体要求来确定。

（2）健康教育宣传阵地的形式、开展方式等需灵活运用。可根据拥有的资源，开发有效的健康教育宣传阵地的形式。例如社区卫生服务中心采用全科团队服务模式，则可以利用全科团队提供门诊医疗、上门访视等医疗服务时，开展有针对性的个体化健康知识和健康技能的教育。

（3）健康教育阵地建设思路。①多部门合作：搞好多部门合作，扩大宣传阵地范围，建立在政府领导下多部门合作的健康促进与健康教育工作机制，争取政策和社会环境等多方面的有力支持。如广播电视、短信通信、文化娱乐、学校教育、农村社区等部门合作，开辟健康教育宣传渠道。②因地制宜：因地制宜开发形式多样的健康教育方式，在充分发挥电视、广播等大众传媒传播优势的同时，根据本地经济、文化、民族、风俗习惯等实际情况，采取当地居民喜闻乐见的形式进行多种形式的健康教育活动。如利用民族节、歌会、放电影、村民小品、小组讨论、宣传版面巡展、健康知识巡讲和健康知识竞赛等形式，因地制宜开展健康教育活动，有利于激发群众主动参与。

四、社区重点人群的细菌感染预防

（一）社区儿童细菌感染预防

1.营养保障

营养应是保障儿童健康，包括保护儿童免于感染的重要的非特异性措施。充足的营养可以提高儿童的免疫力，而且有研究表明维生素 A 有一定的预防和治疗细菌感染的作用。因此社区预防儿童细菌感染首先要保障儿童营养充足。

（1）喂养。婴儿期膳食以高能量、高蛋白的乳类为主，应注意维生素 A、D 的补充。4 个月内鼓励纯母乳喂养。

母乳喂养:若母亲和婴儿无禁忌证,鼓励母乳喂养。母乳喂养时应注意乳房和乳头的卫生,产妇哺乳前、后应用温开水清洁乳房和乳头,避免用肥皂、乙醇或其他清洁液。哺乳时,应采取母婴均舒适的哺乳姿势,使母婴紧密接触,将乳头和大部分乳晕放在婴儿口中,用手扶托乳房,防止婴儿鼻子被乳房压迫及头、颈部过度伸展造成吞咽困难。注意哺乳结束后及时为婴儿排出胃内空气。

混合喂养:如母乳不足或不能全部以母乳喂养时,产妇可进行混合喂养,即用部分牛乳、配方乳或其他替代乳品补充母乳不足。每次应先哺母乳,待母乳吸尽后再补充其他乳品。

人工喂养:母亲由于各种原因不能喂哺新生儿时,可选择动物乳或其他乳品进行人工喂养,但人工喂养新生儿容易出现营养不足情况,因此要注意观察新生儿身体情况,避免到人多的地方去,注意预防细菌感染。人工喂养时要根据月龄选择合适奶瓶和奶嘴,每次喂养后,及时清洁消毒奶瓶和奶嘴。根据小儿的月龄和体重合理调配乳品的量和浓度。喂养时要注意温度,以免新生儿烫伤。

(2)进食。新生儿 6 个月后开始添加辅食,辅食添加应遵循由少到多、由稀到稠、由细到粗、由一种到多种的原则,为断奶后的饮食做准备。在添加辅食过程中,应注意观察婴儿粪便,来判断辅食添加是否恰当。新生儿 10～12 个月时,开始断奶。应逐渐减少母乳喂养的次数,切忌强迫断乳,以免对婴儿的心理健康产生不利影响。而到幼儿期,膳食应提供足够的热量和优质蛋白质,保证营养均衡,膳食安排以"三餐二点制"为宜,即在早餐和中餐之间,中餐和晚餐之间添加各种水果。食物制作宜细、烂、碎、软,品种和口味可多样化,增进幼儿的食欲。

2.养成良好的生活习惯

养成良好的生活习惯有利于儿童免疫系统的成熟,从而抵抗细菌感染。指导儿童合理安排学习、睡眠、游戏和运动作息时间,保证充足睡眠。养成良好的饮食习惯,不挑食、偏食或暴饮暴食等。注意个人卫生、饮食卫生、口腔卫生和用眼卫生。养成体育锻炼和参加劳动的习惯。

3.预防接种

预防接种是指有针对性地将生物制品接种人体中,提高易感者的特异性免疫力。接种疫苗是预防感染性疾病最有效、最经济的特异性预防措施。世界卫生组织与联合国儿童基金会将疫苗接种作为预防肺炎的重要一环,认为当前预防儿童肺炎最重要的措施就是引入针对肺炎常见病原体的疫苗,目前疫苗针对细菌包括肺炎链球菌、B型流感嗜血杆菌和百日咳鲍特菌等。

(1)肺炎链球菌疫苗:肺炎链球菌在儿童鼻咽部的携带率高于成年人,婴幼儿是该菌定植的主要宿主。肺炎链球菌是肺炎或呼吸道感染患儿的首位细菌性病原,占 11%～35%。世界卫生组织估计全球 5 岁以下儿童死亡中有 5%归因于肺炎链球菌感染。目前确认的肺炎链球菌血清型已有 92 种,给疫苗研制带来较大困难。当前可使用的肺炎链球菌疫苗都是基于前期流行病学调查数据研发制备,包含了最常见的流行型别。

肺炎链球菌疫苗可分为 2 种,即肺炎链球菌荚膜多糖-蛋白结合疫苗和肺炎链球菌多糖疫苗。由于荚膜多糖抗原对 2 岁以下儿童不能引起保护性免疫,因此 2 岁以下儿童只能接种肺炎链球菌荚膜多糖-蛋白结合疫苗。国际上已上市的有 7 价肺炎链球菌荚膜多糖-蛋白结合疫苗、10 价肺炎链球菌荚膜多糖-蛋白结合疫苗、13 价肺炎链球菌荚膜多糖-蛋白结合疫苗和 23 价肺炎链球菌多糖疫苗等,国内曾有 7 价肺炎链球菌荚膜多糖-蛋白结合疫苗上市,目前可获得 13 价肺炎链球菌荚膜多糖-蛋白结合疫苗和 23 价肺炎链球菌多糖疫苗。在我国肺炎链球菌疫苗属于第二类疫苗,按自愿、自费的原则选择接种,但是目前肺炎链球菌荚膜多糖-蛋白结合疫苗价格偏高,儿童接种率不高。因此,社区应做好肺炎链球菌疫苗宣传工作,以更好地预防肺炎链球菌感染。

(2)B型流感嗜血杆菌疫苗:B型流感嗜血杆菌是儿童期呼吸道感染重要病原菌,可引起多种感染性疾病,如肺炎、脑膜炎、菌血症、会厌炎、蜂窝炎等。预防 B 型流感嗜血杆菌感染的主要应对措施是接种 B 型流感嗜血杆菌结合疫苗。目前，国内 B 型流感嗜血杆菌疫苗仍属于第二类疫苗。

（3）百日咳疫苗：百日咳主要是由百日咳鲍特菌（又称百日咳杆菌）引起的一种严重急性呼吸道传染病。百日咳疫苗广泛接种之前，它是导致婴儿死亡最常见的感染性疾病之一。我国实行计划免疫后，从 20 世纪 90 年代以来，国内百日咳发病率长期稳定在一个相当低的水平，近年保持在 1/10 万以下。百日咳疫苗是预防和控制百日咳流行的最有效手段。

（4）其他研制中的细菌疫苗：B 族链球菌、金黄色葡萄球菌等细菌也是不同年龄阶段儿童肺炎的重要病原体。金黄色葡萄球菌引起的肺部急性化脓性炎症，起病急，肺部病变进展迅速，易发展成重症肺炎，病程易迁延，病死率高。B 族链球菌是新生儿肺炎死亡病例的重要致病原，尤其早发型肺炎病例中 B 族链球菌感染占很大比重。目前，这两种细菌的疫苗还处在研发阶段。

社区在推进疫苗接种预防细菌感染的过程中，还必须强调接种病毒性疫苗对预防细菌感染的积极意义。病毒感染常给细菌感染创造有利条件，易于继发严重的细菌性肺炎。接种流感、麻疹等疫苗不仅预防病毒感染，也会减少细菌感染的机会。

4.其他措施

（1）新生儿时期：脐带一般在出生后 7～10 天自然脱落。脐带脱落前可每天用 75% 乙醇棉签消毒脐部周围，但应保持脐部干燥，以免发生感染。若脐部周围皮肤红肿或有脓性分泌物，应及时就诊。新生儿免疫功能不完善，可采取以下措施，避免新生儿感染：①新生儿居室空气要新鲜；②经常沐浴保持新生儿皮肤清洁；③新生儿用具专用，使用前、后消毒；④家长哺乳和护理前先清洁双手，母亲感冒时需戴口罩哺乳；⑤尽量减少新生儿与外人的接触，避免接触患有皮肤病、呼吸系统感染或其他传染病患者。

（2）儿童时期：细菌感染是婴幼儿死亡的常见原因，多见于 3 岁以内的婴幼儿。早产、人工喂养、营养不良的婴幼儿易感染细菌，因此应格外注意。预防措施有加强锻炼,增加抗病能力;注意增减衣物,防止感冒;尽量避免到人多的公共场所,减少感染的机会;识别上呼吸道感染的早期症状,及时治疗;积极治疗原发疾病。

(二)社区老年细菌感染预防

1.评估老年人日常活动能力

日常生活能力评估是对老年人处理日常生活的能力进行评估,以此判断老年人自理能力和独立生活能力。老年人自理功能状态常与健康水平有关,在很大程度上影响着老年人的生活质量。日常生活能力评估包括基础性日常生活能力、工具性日常生活能力、高级日常生活能力 3 个层次。日常活动能力包括以下 3 个方面。

(1)基础性日常生活能力:是指老年人在每日生活中与穿衣、吃饭、保持个人卫生等自理活动和坐、站、行走等身体活动有关的基本活动。日常活动能力是老年人最基本的自理能力,是评估老年人功能状态的基本指标,也是评估老年人是否需要照顾的指标。因患慢性疾病,生理功能损伤,身体各器官、各组织功能弱化而导致生活自理能力丧失的老年人称为失能老人。按照国际通行标准分析,吃饭、穿衣、上下床、上厕所、室内走动、洗澡 6 项指标中,1～2 项"做不了"的,定义为"轻度失能",3～4 项"做不了"的定义为"中度失能",5～6 项"做不了"的定义为"重度失能"。

(2)工具性日常生活能力:是指老年人在家中或寓所内进行自我护理活动的能力,包括购物、家庭清洁和整理、使用电话和电器设备、付账单、做饭、洗衣等,这些活动多需借助或大或小的工具。工具性日常活动能力要求老年人具有比基础性日常生活能力更高的生理或认知能力,提示老年人是否能够独立生活并具备良好日常生活能力。

(3)高级日常生活能力:反映老年人的智能能动性和社会角色功能,包括主动参加社交、娱乐活动、职业等。

2.运动

适度的体力活动可促进血液循环,增强心肺功能,促进消化液分泌,增加肠蠕动,促进代谢产物的排出,延缓机体衰老的过程。老年人在运动中还可以消除寂寞感和失落感。

（1）运动原则：老年人参加体育锻炼，除选择负荷较小的项目以外，还应量力而行，持之以恒，遵守世界卫生组织关于老年人健身的五项指导原则。

应特别重视有助于心血管健康的运动：如散步、慢跑、游泳、骑车等，建议老年人每周进行 3～5 次、每次 30～60 分钟的不同类型运动。年龄较大或体能较差的老人每次 20～30 分钟也可。

应重视抗阻训练：适度的重量训练在防止肌肉萎缩、减缓骨质丢失、维持各个器官的正常功能等方面均有重要作用。老年人应选择轻量、安全的重量训练，如举小沙袋、握小杠铃、轻拉弹力带，每次不宜时间过长，以免受伤。

注意维持"平衡"体能运动：老年人体能运动的"平衡"应包括重量训练、弹性训练、肌肉伸展及心血管运动多种方面的运动。搭配内容应视个人情况如年龄、疾病、身体素质水平等因素而定。

高龄老年人和体质衰弱者也应参加运动：久坐或久卧不动可加速老化。这部分老年人应尽量选择不良反应较小、安全度高的运动，如慢走、游泳等。

关注与锻炼相关的心理因素，提倡持之以恒：由于体质较弱、体能较差、意志力减弱或伤痛困扰，部分老年人在运动时会产生一些负面情绪，如急躁、怕苦、因达不到预定目标而沮丧等，甚至半途而废，使锻炼达不到预期的效果。因此，在指导老年人制订科学的健身计划时，还应同时关注他们可能会出现的负面情绪。

（2）运动项目：适合老年人的健身与娱乐的活动项目比较多，应根据年龄、性别、体质状况、兴趣爱好、锻炼基础和周围环境等因素综合考虑，选择适宜的锻炼项目。适合于老年人的健身项目有散步、慢跑、太极拳、气功、球类运动、跳舞等。

（3）运动注意事项。老年人的身体功能、体能均在下降，不少老年人还患有基础性疾病，因此在运动时，应注意以下事项。

注意运动安全：老年人要根据自己的年龄、身体状况和场地条件进行运动，确保有效和安全。运动前后要做热身和整理活动，以防发生心血管系统、骨关节组织的损伤。年老体弱、患有多种慢性病的老年人应根据医嘱运动。发热、头晕、急性疾病、心绞痛、呼吸困难等不适情况下应停止锻炼。

运动量不宜过大：运动应循序渐进，不要操之过急。运动量和强度要以健康状况和体能为基础，由弱到强，动作由简单到复杂。各种功能锻炼要以肌肉不痛、人不感到疲劳为准。

合理安排运动时间：刚开始运动时，运动时间不宜过长，形成规律后，可以每天运动 1~2 次，每次 30 分钟左右，一天运动总时间以≤2 小时为宜。老年人最好避开晨起锻炼，尤其冬天，晨起时空气寒冷，易诱发呼吸系统和循环系统疾病，增加猝死的危险。如在晨起锻炼，运动量应小一些。

动作应柔和：行走、弯腰时动作不宜过快、过猛，以免跌倒或扭挫伤。转头或低头时不可用力过猛，防止因颈椎活动范围过大而使椎孔变窄，使本已硬化的动脉血管受压迫、扭曲而造成脑部供血不足。

选择合适的运动场地：老年人较容易发生运动损伤，运动场地的质地要避免太硬或太滑，表面应平整，光线应充足。运动场地尽量选在空气清新、环境优美的操场、公园、树林、疗养院等地。恶劣天气时可选择在室内锻炼。

自我监测运动强度：足够且安全的运动量对患有心血管疾病、呼吸系统疾病或其他慢性病患者尤为重要。运动自我监测最简易的办法是监测运动后心率。运动后最适宜心率（次/分钟）＝170－年龄，身体健康者可用 180 做被减数。计算运动时心率应采用运动后即刻 10 秒钟心率乘以 6 的方法，而不是测量 1 分钟。监测时应结合自我感觉综合判断，如运动中出现胸闷、心绞痛等，应立即停止运动，及时治疗。运动结束后 3 分钟内心率恢复至运动前水平，说明运动量偏小；在 3~5 分钟恢复至运动前水平，说明运动量适宜；在10 分钟以上恢复者，或运动后感到疲劳、头晕、食欲减退、睡眠不良，说明运动量偏大，应减少运动量。

3.饮食与营养

应根据老年人的生理特点,选择适合老年人的饮食,满足其营养需求,避免因饮食不当导致高血压、高脂血症、糖尿病和肥胖症等疾病。

(1)营养比例适当、搭配合理:老年人基础代谢率低,每日应适当控制热量摄入。适当摄入含优质蛋白的食物,如瘦肉、蛋、奶、豆制品等。避免高糖、高脂肪食物的摄入,提倡食用植物油和低盐饮食。多食富含膳食纤维、维生素、钙、铁的食物。每日饮水量在1 500 mL左右。食物种类要多样化,注意粗细搭配、植物性食物和动物性食物合理搭配,充分利用营养素之间的互补作用,以满足机体的需求。

(2)食物烹饪合理:食物烹饪时间不宜过长,以保证营养成分不被大量破坏。可将食物加工成菜汁、菜泥、肉末、羹、膏等,以利于老年人进食,并促进营养物质的消化吸收。烹饪时注意色、香、味俱全。

(3)恰当的进餐方式:有自理能力的老年人,应鼓励其自己进餐。进餐有困难者可用一些特殊餐具,尽量锻炼老年人自己进餐的能力。完全不能自己进餐者,应协助喂食,注意食物温度和进食速度。不能经口进食者,可在专业人员的指导下采用鼻饲或肠道高营养等方法为老年人输送食物和营养。

(4)养成良好的进餐习惯:每日进餐定时定量,早、中、晚三餐占总热能比为3:4:3。少量多餐,不宜过饱。饮食要有规律、不偏食、细嚼慢咽,不暴饮暴食,不食过冷过热和辛辣刺激的食物。戒烟、限酒、少饮浓茶。

(5)注意饮食卫生:老年人抵抗力差,应特别注意饮食和餐具的清洁卫生,食用新鲜的食物,不吃变质和过期的食物。

4.休息和睡眠

休息和睡眠是保证每天正常生活的基本要求。充足的休息和睡眠可以解除老年人的疲劳,缓解老年人精神上的压力,促进老年人的健康。

(1)生活规律:指导老年人养成良好的活动与睡眠习惯,注意劳逸结合,自行掌握最佳的休息和睡眠时间。白天适度有规律地活动可以促进睡眠。

(2)合理休息:老年人需要较多的睡眠时间,但是要注意睡眠的质量。合理的休息要穿插于一整天,不能集合在一段时间内,以免增加疲劳感。

(3)情绪调整:情绪和性格对老年人的睡眠也有较大影响,应鼓励和帮助老年人适当地宣泄情绪,调整、维持良好的心态,促进睡眠。

(4)睡眠卫生:注意创造良好的睡眠环境,卧室要清洁安全,温湿度适宜,避免光线和噪音的干扰。睡前不要进行剧烈运动,不要喝咖啡、浓茶,养成睡前泡脚的好习惯。选择舒适的睡眠用品,采取适当的睡眠姿势。

5.心理保健

老年人由于身体器官功能降低、躯体疾病增多等影响,易出现孤僻、焦虑、抑郁、悲观等心理,即使身体不适也不去医院。社区应指导老年人调整心态,正确面对疾病,增强心理承受能力,主动配合治疗;在不影响身体健康的前提下,鼓励老年人参加力所能及的工作和学习,以充实生活,发挥余热;培养丰富的业余爱好,增进生活情趣;鼓励老年人加强人际交往,主动结识新的朋友,减轻寂寞和烦恼。

6.定期健康体检

指导老年人每年进行 1 次健康体检,体检内容包括体格检查、辅助检查及认知功能和情感状态的初筛检查。通过体检可全面了解自身的健康状况,及时发现可导致疾病发生的高危因素并进行自我保健,预防疾病的发生;还可发现尚未出现症状的隐匿性疾病,做到早期诊断和早期治疗。对患有慢性疾病的老年人通过定期检查,可保持病情稳定或减缓病情的进展。

7.避免人群聚集

老年人免疫力低下,对疾病的抵抗力较弱,不要到人多的公共场合。应尽量避免患者之间相互走访,尤其是患有呼吸系统感染或发热的老年患者。

第二节　医院细菌感染预防

一、医院细菌感染

医院细菌感染是指住院患者、医院工作人员在医院内获得的细菌感染,包括患者住院期间发生的细菌感染和在医院内获得而出院后发生感染症状的细菌感染;但不包括入院前已经感染或入院时已处于潜伏期的感染。因医院内环境复杂,医院细菌感染多为耐药菌感染,甚至为超级细菌感染,同时住院人员免疫力不足,导致治疗困难,甚至治疗失败。

(一)医院细菌感染的形成

医院细菌感染的发生必须具备 3 个基本条件,即感染源、传播途径,以及易感人群。三者同时存在并相互联系则构成了感染链,导致感染。

1.感染源

感染源是指病原微生物生存、繁殖及排出的场所或宿主。医院感染中主要的感染源有以下几种。

(1)已感染的患者及病原携带者:已感染的患者是医院细菌感染最重要的感染源,这是因为已感染患者的体内排出病原微生物较多,且病原微生物常具有耐药性,所以极易在另外易感人群体内定植。病原携带者由于病原微生物不断生长繁殖并经常排出体外,因此也是主要感染源。

(2)患者自身正常菌群:患者的口腔黏膜、皮肤、肠道、上呼吸道及泌尿生殖道等寄居着人体正常菌群或来自环境并定植在这些部位上的微生物,这些微生物在机体抵抗力低下或其他条件下可引起自身感染或传播感染。

(3)医院环境:医院人员流动大,且多为患病人数多,因此医院内部极易受病原微生物污染,成为感染源。

2.传播途径

传播途径是指病原微生物从感染源传播到易感人群的途径和方式。医院环境中主要的传播途径有以下几种。

(1)接触传播:指病原微生物通过感染源与易感人群之间直接或间接的接触而传播的方式。①直接接触传播,感染源与易感人群之间在身体上有直接的接触导致感染传播。②间接接触传播,病原微生物通过媒介传递给易感人群,如医护人员的手为媒介、介入性操作等。

(2)空气传播:空气传播是以空气为媒介,空气中悬浮着带有病原微生物的微粒随气流流动,引起的感染传播。①飞沫传播分为两种情况,一种是感染源排出的飞沫液滴较大,在空气中悬浮的时间短,易感人群在1 m内可能发生感染;另一张是感染源排出的飞沫在降落前,表层水分蒸发,形成含有病原微生物的飞沫核,能长时间地游动,长距离传播。②菌尘传播:物体表面的传染性物质干燥后形成带菌尘埃,通过降落在伤口上或被吸入呼吸道,引起直接或间接传播。

(3)饮食、饮水传播:食品中的各种条件致病菌,可在患者肠道定植,增加感染机会。被病原微生物污染的水源及食物可导致医院感染暴发流行。

(4)生物媒介传播:指动物、昆虫携带病原微生物,作为人类传播的中间宿主,如蚊子传播乙型脑炎、疟疾等。

(5)输血、输液或注射传播:目前,医院多为一次性注射器,此传播途径导致的感染较少。

3.易感人群

易感者是指对感染性疾病缺乏免疫力而易感的人。若将易感者作为一个总体,则称为易感人群。

(二)医院感染的分类

1.内源性感染

内源性感染是指患者自身携带病原体引起的感染,又称自身感染。通常寄居在人体内的正常菌群或条件致病菌是不致病的,只有当人体免疫力低下、健康不佳及正常菌群发生移位时则会发生感染。

2.外源性感染

外源性感染又称交叉感染,感染源不是患者自身。病原微生物通过人与人或环境造成直接或间接传播给患者,引起感染。

二、医院细菌感染预防管理

(一)医院细菌感染预防管理委员会

各级各类医院都必须成立医院细菌感染预防管理委员会,由医院感染管理科、医务处、护理部、后勤部门、临床科室、辅诊科室主要负责人和抗感染药物临床专家等组成。在院长或副院长领导下开展工作。

(1)医院细菌感染预防管理委员会专(兼)职人员每年参加医院感染管理及相关学科知识的培训。

(2)医院细菌感染预防管理委员会应在临床及医技科室组织成立医院细菌感染预防管理小组。

(3)开展的工作内容符合《医院感染管理办法》的要求和医院工作的需要。

(4)有年度工作总结与计划,工作计划应有效落实。至少每年召开两次工作会议,有会议记录或会议简报。

(5)定期检查医院细菌感染预防管理情况,对存在的问题及时反馈及持续改进。

(6)组织相关人员进行细菌感染管理培训,知晓本部门、本岗位医院感染管理相关的职责并履行。

(7)与医院相关部门分工协作,共同推进医疗质量与安全管理及持续改进。

(8)与临床、检验、医院感染管理、药学等部门建立联动机制,及时共享信息。

(9)建立医院感染重大事件如医院感染暴发的应急体系及联动机制,并落实。

(二)建立医院细菌感染预防管理制度并落实

(1)根据相关法律、法规、标准,并结合本医院实际情况,不断修订和完善医院细菌感染预防管理制度。

(2)建立保障医院细菌感染预防管理制度落实的工作流程及具体措施。

(3)医院细菌感染预防管理相关人员应熟知医院细菌感染预防管理相关制度、工作流程及所管辖部门医院细菌感染特点。

(4)医院全体人员应熟知本部门、本岗位有关医院细菌感染预防管理相关制度及要求,并执行。

(三)相关部门细菌感染预防管理职责与落实

1.医务部门

医务部门的医院细菌感染预防管理职责与落实,包括以下内容。

(1)协助组织医师和医技人员预防、控制医院感染知识的培训。

(2)监督指导医师和医技人员落实医院感染预防与控制的制度及措施。

(3)当发生医院感染暴发时,负责组织、协调相关科室及部门开展感染调查与控制的工作,根据需要进行医师和医技人员人力调配,组织对患者的治疗和善后处理。

2.护理部门

护理部门的医院细菌感染预防管理职责与落实,包括以下内容。

(1)协助组织全院护理人员预防、控制医院感染知识的培训。

(2)监督指导护理人员落实医院感染预防与控制包括消毒与隔离等的制度及措施。

(3)当发生医院感染暴发时,根据需要进行护士人力调配。

3.人力资源部门

人力资源部门可将医院细菌感染预防管理作为绩效指标纳入

医师、护士、医技人员和后勤人员的考核体系。

4.教育部门

教育部门负责组织医院细菌感染预防管理及相关知识的培训与考核。

5.药学部门

(1)建立有全院抗菌药物临床应用的管理、监测和评价制度。

(2)建立"抗菌药物临床应用和管理实施细则"和"抗菌药物分级管理制度",明确使用限制抗菌药物和使用特殊抗菌药物临床应用程序,实行责任制管理。

(3)协助医院细菌感染预防管理委员会对医务人员进行抗菌药物合理应用的培训。

(4)定期进行抗菌药物临床应用的监测与评价分析,制订改进措施,及时为临床提供抗菌药物信息。

(5)督促临床医务人员严格执行抗菌药物应用的管理制度和应用原则。

6.后勤及相关主管部门

后勤及相关主管部门的医院细菌感染预防管理职责与落实,包括以下内容。

(1)建立医院感染预防与控制相关设施、设备,包括清洗、消毒、灭菌、通风系统、一次性使用物品、防护用品的保障制度与措施,并落实。

(2)医院如果进行新建、改建与扩建,应组织论证,符合医院感染预防和控制的要求。

(3)建立医疗废物管理规章制度,明确岗位职责,落实并符合以下要求:①组织专人负责医疗废物处理工作,并组织相关知识培训及考核;②医疗废物的分类收集、运送、暂存、交接等工作应符合有关法规的要求,并有相应记录;③保证医疗废物处置设施设备运转正常,每日填写运行日志,如果设备出现故障应及时处理;④建立医疗废物处置人员的防护制度,保障防护用品配备,负责防护用品合格及防护人员使用得当;⑤建立医疗废物泄漏应急预案。

（4）建立医用织物的管理制度，在对使用后医用织物实施收集、分拣、洗涤消毒、整理、储存时应由污到洁，顺行通过，不应逆行；洗涤消毒工作流程按图 6-2 进行。清洁织物卫生质量要求应符合以下标准，①感官指标：清洁织物外观应整洁、干燥，无异味、异物、破损；②物理指标：清洁织物表面的 pH 应达到 6.5～7.5；③微生物指标：清洁织物微生物指标应符合表 6-6 的要求。

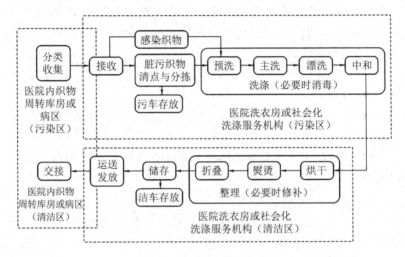

图 6-2　医用织物洗涤消毒工作流程

表 6-6　清洁织物微生物指标

项目	指标
细菌菌落总数/(cfu/100 cm²)	≤200
大肠菌群	不得检出
金黄色葡萄球菌	不得检出

（5）配合医院细菌感染预防管理委员会及医院感染管理部门完成对消毒药械和一次性使用医疗器械、器具与物品的相关证明的审核。

（6）主管部门应负责制度与岗位职责落实情况的监管和持续质

量改进记录。

7.病区

病区医院细菌感染预防管理职责与落实,包括以下内容。

(1)进行有可能接触患者血液、体液的诊疗、护理、清洁等工作时应戴清洁手套,操作完毕,脱去手套后立即洗手或进行卫生手消毒。

(2)在诊疗、护理操作过程中,有可能发生血液、体液飞溅到面部时,应戴医用外科口罩、防护眼镜或防护面罩;有可能发生血液、体液大面积飞溅或污染身体时,应穿戴具有防渗透性能的隔离衣或者围裙。

(3)在进行侵袭性诊疗、护理操作过程中,如在置入导管、经椎管穿刺等时,应戴医用外科口罩等医用防护用品,并保证光线充足。

(4)使用后,针头不应回套针帽,确需回帽应单手操作或使用器械辅助;不应用手直接接触污染的钱头、刀片等锐器。废弃的锐器应直接放入耐刺、防渗漏的专用锐器盒中;重复使用的锐器,应放在防刺的容器内密闭运输和处理。

(5)接触患者黏膜或破损的皮肤时应戴无菌手套。

(6)应密封运送被血液、体液、分泌物、排泄物污染的被服。

(7)有呼吸系统症状(如咳嗽、鼻塞、流涕等)的患者、探视者、医务人员等应采取呼吸系统卫生(咳嗽礼仪)相关细菌感染控制措施。重点部门病区的医院细菌感染预防管理,还应遵循相关法规、标准的要求。

8.医技部门

医技部门的医院细菌感染预防管理,遵循相关法律、法规、标准和规范的要求。

三、医院细菌感染预防培训与教育

(1)针对各级各类人员制订医院细菌感染的培训计划和培训内容。

(2)针对责任部门,应根据不同人员设计医院细菌感染相关知识与技能等培训内容,并有考核。

(3)各级各类人员应掌握本部门、本岗位相应的医院感染预防与控制知识及技能。

四、医院细菌感染监测

(一)基本监测要求

(1)建立医院感染监测计划,包括全院综合性监测、目标性监测、医院感染预防与控制相关因素如消毒、灭菌和环境卫生学等的监测,同时应保障监测方法规范。

(2)定期(至少每季度)分析监测资料,并进行总结与反馈,持续进行质量改进。

(3)根据需要开展细菌现患率调查,保障调查方法规范。

(4)对医院感染预防与控制措施,如手卫生、术前正确皮肤准备、预防血管导管相关血流感染最大无菌屏障等依从性进行监测。

(5)有信息系统的医院,可以采用信息技术对医院细菌感染及其危险因素进行监测、分析,从而对医院细菌感染预防及控制决策提供支持。

(二)目标性监测要求

(1)应针对医院细菌感染重点部门、重点人群与高风险因素进行重点监测。

(2)有目的地对呼吸机相关性肺炎、血管导管相关血流感染、导尿管相关尿路感染、手术部位感染等主要部位感染和多重耐药菌感染进行监测。

(3)对目标性监测工作进行定期(至少每季度)检查、自查,对监测资料定期(至少每季度)进行总结、分析与反馈,持续改进监测质量。

(三)上报监测信息

按有关部门要求上报医院细菌感染监测信息,信息真实、准确。

(四)医院细菌感染暴发的处理与报告

1.管理要求

(1)医疗机构应建立医院感染暴发报告责任制,明确法定代表人或主要负责人为第一责任人,制订并落实医院感染监测、医院感染暴发报告、调查和处置过程中的规章制度、工作程序和处置工作预案,明确医院细菌感染预防管理委员会、医院细菌感染预防管理部门及各相关部门在医院感染暴发报告及处置工作中的职责。

(2)建立医院感染监测工作制度和落实措施,及时发现医院感染散发病例、医院感染聚集性病例和医院感染暴发。

(3)医疗机构应建立医院细菌感染预防管理部门牵头、多部门协作的医院细菌感染暴发管理工作机制,成立医院细菌感染应急处置专家组,指导医院细菌感染暴发调查及处置工作。医疗机构应确保实施医院细菌感染暴发调查处置的人员、设施和经费。

(4)医疗机构发现疑似医院感染暴发时,应遵循"边救治、边调查、边控制、妥善处置"的基本原则,分析感染源、传播途径,及时采取有效的控制措施,积极实施医疗救治,控制感染源,切断传播途径,并及时开展或协助相关部门开展现场流行病学调查、环境卫生学检测,以及有关标本采集、病原学检测等工作。按照《医院感染管理办法》《医院感染暴发报告及处置管理规范》的要求,按时限上报。报告包括初次报告和订正报告,订正报告应在暴发终止后一周内完成。如果医院感染暴发为突发公共卫生事件,应按照《突发公共卫生事件应急条例》处理。

(5)医疗机构在医院细菌感染暴发调查与控制过程中,医院细菌感染管理专职人员、临床医务人员、微生物实验室人员及医院管理人员等应及时进行信息的交流、更新、分析与反馈,必要时应向社会公布暴发调查的进展、感染人员的现况,以及最终的调查结果等内容。

2.流行病学调查

(1)初步了解现场基本信息,包括发病地点、发病人数、发病人

219

群特征、起始及持续时间、可疑感染源、可疑感染病原体、可疑传播方式或途径、事件严重程度等,做好调查人员及物资准备。

(2)分析医院感染聚集性病例的发病特点,计算怀疑医院感染暴发阶段的感染发病率,与同期及前期比较,确认医院感染暴发的存在。

具体措施:①与疑似医院感染暴发前相比发病率升高明显并且具有统计学意义,或医院感染聚集性病例存在流行病学关联,则可确认医院感染暴发,应开展进一步调查。疾病的流行程度未达到医院感染暴发水平,但疾病危害大、可能造成严重影响、具有潜在传播危险时,仍应开展进一步调查。②应排除因实验室检测方法或医院感染监测系统监测方法等的改变而造成的医院感染假暴发。③应根据事件的危害程度采取相应的经验性预防控制措施,如消毒、隔离、手卫生等。

(3)结合病例的临床症状、体征及实验室检查,核实病例诊断,开展预调查,明确致病因子类型(细菌、病毒或其他因素)。

(4)确定调查范围和病例定义,开展病例搜索,进行个案调查。具体方法如下:①确定调查范围和病例定义,内容包括时间、地点、人群分布特征,流行病学史,临床表现和/或实验室检查结果等。②通过查阅病历资料、实验室检查结果等各种信息化监测资料及临床访谈、报告等进行病例搜索。③开展病例个案调查,获得病例的发病经过、诊治过程等详细信息。个案调查内容一般包括基本信息、临床资料、流行病学资料。

(5)对病例发生的时间、地点及人群特征进行分析。

(6)综合分析临床、实验室及流行病学特征,结合类似医院感染发病的相关知识与经验,可采取分析流行病学(如病例对照研究、队列研究、现场实验研究)和分子流行病学研究方法,查找感染源及感染途径。常见部位医院细菌感染暴发的常见耐药菌感染包括铜绿假单胞菌、金黄色葡萄球菌、肺炎克雷伯菌、鲍曼不动杆菌、大肠埃希菌、阴沟肠杆菌等。

3.控制及效果评价

(1)感染控制和预防措施:①积极救治感染患者,对其他可能的感染患者要做到早发现、早诊断、早隔离、早治疗,做好消毒隔离工作。②对与感染患者密切接触的其他患者、医院工作人员、陪护、探视人员等进行医学观察,观察至该病的最长潜伏期或无新发感染病例出现为止。停止使用可疑污染的物品,或经严格消毒与灭菌处理及检测合格后方能使用。③根据发生医院感染暴发的特点,切断其传播途径。④对免疫功能低下、有严重疾病或有多种基础疾病的患者应采取保护性隔离措施,在需要的情况下可实施特异性预防保护措施,如接种疫苗、预防性用药等。医务人员也应按照相关要求做好个人防护。

(2)评价控制措施的效果:①1周内不继续发生新发同类感染病例,或发病率恢复到医院感染暴发前的平均水平,说明已采取的控制措施有效。②若医院感染新发感染病例持续发生,应分析控制措施无效的原因,评估可能导致感染暴发的其他危险因素,并调整控制措施,如暂时关闭发生暴发的部门或区域,停止接收新入院患者;对现住院患者应采取针对防控措施。情况特别严重的,应自行采取或报其主管卫生计生行政部门后采取停止接诊的措施。

4.总结与报告

(1)根据《医院感染暴发报告与处置管理规范》进行总结与报告。要求包括报告题目、背景材料、调查方法、临床资料、实验室资料、流行病学资料、环境卫生学调查资料、调查结果及结论、参考文献及附录、重要数据表格或有关证明材料、调查人员及其单位、调查日期。

(2)各医疗机构可根据实际情况增加或减少调查报告的内容。

(五)其他监测工作

1.建立医院细菌感染监测与通报制度

医院应建立有效的医院细菌感染监测与通报制度,及时诊断医院细菌感染病例,分析发生医院细菌感染的危险因素,采取针对性的预防与控制措施。并应将医院细菌感染监测控制质量纳入医疗质量管理考核体系。

2.培养相关人员识别医院细菌感染意识

医院应培养医院细菌感染控制专职人员和临床医务人员识别医院感染暴发的意识与能力。发生暴发时应分析感染源、感染途径,采取有效的控制措施。

3.建立医院细菌感染报告制度

医院应建立医院细菌感染报告制度,发生下列情况的医院感染暴发,医疗机构应报告所在地的县(区)级地方人民政府卫生行政部门。报告包括初次报告和订正报告,订正报告应在暴发终止后1周内完成。

(1)医疗机构经调查证实发生以下情形时应于1小时内向所在地的县级地方人民政府卫生行政部门报告,并同时向所在地疾病预防控制机构报告:①5例以上的医院感染暴发。②由于医院感染暴发直接导致患者死亡或其他人身损害后果。③由于医院感染暴发导致3人以上人身损害后果。

(2)医疗机构发生以下情形时,应按照《国家突发公共卫生事件相关信息报告管理工作规范(试行)》的要求在2小时内进行报告:①10例以上的医院感染暴发事件。②发生特殊病原体体的医院感染重后果的医院感染。③能造成严重公众影响的医院感染。

4.医院感染监测计划

医院应制订医院感染监测计划,如年计划、季度计划等。监测计划内容主要包括人员、方法、对象、时间。

5.医院感染监测要求

医院应按以下要求开展医院感染监测。

(1)未进行过医院感染监测的医院,应先开展全院综合性监测。监测时间应≥2年。

(2)已经开展2年以上全院综合性监测的医院应开展目标性监测。目标性监测持续时间应连续6个月以上。

(3)医院细菌感染监测应每年至少开展1次。

6.人员与设施的监测要求

(1)人员要求应按每 200～250 张实际使用病床,配备 1 名医院感染专职人员;专职人员应接受监测与感染控制知识、技能的培训并熟练掌握。

(2)设施要求在医院信息系统建设中,完善医院感染监测系统与基础设施;医院感染监测设施运转正常。

7.监测信息的收集

(1)监测负责人员应主动收集资料。

(2)患者感染信息的收集包括查房、病例讨论、查阅医疗与护理记录实验室与影像学报告和其他部门的信息。

(3)病原学信息的收集包括临床微生物学、病毒学、病理学和血清学检查结果。

(4)收集和登记患者基本资料、医院感染信息相关危险因素、病原体及病原菌的药物敏感试验结果和抗菌药物的使用情况。

四、医院细菌感染预防措施

(一)基础性医院感染预防与控制措施

1.手卫生

(1)定期开展手卫生知识与技能的培训,使医务人员知晓手卫生知识与方法。

(2)医疗机构应设置与诊疗工作相匹配的流动水洗手和卫生手消毒设施,方便医务人员使用。

水洗手和卫生手消毒设施应符合以下要求:①有条件的医疗机构在诊疗区域均宜配备非手触式水龙头。如果无法全部配置,那么在手术部(室)、产房、导管室、洁净层流病区、骨髓移植病区、器官移植病区、新生儿室、母婴同室、血液透析中心(室)、烧伤病区、感染性疾病科、口腔科、消毒供应中心、检验科、内镜中心(室)等感染高风险部门和治疗室、换药室、注射室应配备非手触式水龙头。②应配备洗手液(肥皂),并符合以下要求,盛放洗手液的容器宜为一次性使用;重复使用的洗手液容器应定期清洁与消毒;洗手液发生浑浊或变色等变质情况时及时更换,并清洁、消毒容器;使用的肥皂应保持清洁与干燥。③应配备干手用品或设施。④医务人员对选用的手消毒剂有良好的接受性。⑤手消毒剂宜使用一次性包装。

(3)对手卫生工作有检查、总结与反馈,能达到持续质量改进。

2.清洁、消毒与灭菌

(1)基本要求。①有医院清洁、消毒制度,并落实。②环境、物体表面无尘、无污渍。③医务人员知晓本岗位的清洁、消毒知识与技能。④医院的清洁、消毒工作符合以下要求:耐热耐湿的手术器械,应首选压力蒸汽灭菌,不应采用化学消毒剂浸泡灭菌;环境与物体表面,一般情况下先清洁,再消毒;当受到患者的血液、体液等污染时,先去除污染物,再清洁与消毒;医疗机构消毒工作中使用的消毒产品应经卫生行政部门批准或符合相应标准技术规范,并应遵循批准使用的范围、方法和注意事项;重复使用的诊疗器械、器具和物品,使用后应先清洁,再进行消毒或灭菌。⑤对重点部门清洁、消毒和/或灭菌工作有定期的检查、总结分析与反馈,提出改进措施。

(2)消毒药械的管理:①应有感染管理部门对医院购置消毒药械的审核意见。②医院配备有满足消毒或灭菌要求的设施、设备与消毒剂。③消毒、灭菌产品符合国家相关规定,证件齐全,质量和来源可追溯。④定期对消毒、灭菌设备的消毒效果进行检测。⑤定期对使用中消毒剂的浓度、消毒或灭菌效果等进行监测。⑥对消毒药械管理工作有定期的自查、检查、总结分析与反馈,能做到持续质量改进。

3.隔离

(1)有符合医院特点的隔离工作制度,并落实。

(2)医务人员知晓本岗位的隔离知识与技能。

(3)医院的隔离工作应符合以下要求:在新建、改建与扩建医院时,建筑布局应符合医院卫生学要求,并应具备隔离预防的功能,区域划分应明确、标识清楚;隔离的实施应遵循"标准预防"和"基于疾病传播途径的预防"的原则;应加强患者的管理,包括隔离患者,严格执行探视制度;应采取有效措施,管理感染源、切断传播途径和保护易感人群;应加强医务人员隔离与防护知识的培训,为其提供合适、必要的防护用品,正确掌握常见耐药菌的传播途径,熟练掌握操作规程。

(4)对重点部门隔离工作有定期的检查、总结分析与反馈,提出改进措施。

4.一次性使用无菌医疗用品的管理

(1)有一次性使用无菌医疗用品的管理制度、流程,有相关记录。

(2)采购、使用、储存、发放、使用后处理等工作规范。

(3)有一次性使用无菌医疗用品感染监测与报告制度与程序,有改进措施并得到落实。

(4)有定期自查、检查、总结分析与反馈,能做到持续质量改进。

5.抗菌药物合理使用的管理

(1)有抗菌药物合理使用管理组织、制度包括抗菌药物分级管理制度及具体措施,并落实。

(2)有主管部门与相关部门共同监管抗菌药物合理使用的协作机制,各部门职责分工明确。

(3)有抗菌药物临床应用与细菌耐药情况监测,定期分析、评估、上报监测数据并发布相关信息,提出干预和改进措施,并落实。

(4)有抗菌药物管理相关法律、法规、规章制度和技术规范培训,医务人员知晓相关知识。

(5)感染管理部门参与医院抗菌药物合理使用的管理。

(6)抗菌药物的使用符合《抗菌药物临床应用管理办法》的要求。

(7)有信息系统的医院,宜采用信息技术进行抗菌药物合理应用的管理。

(二)主要感染部位医院细菌感染预防措施

1.呼吸机相关性肺炎

(1)医院应制订呼吸机相关性肺炎预防与控制相关管理制度和操作流程。

(2)相关医护人员应熟练掌握无菌技术、气管插管、气管切开技术及呼吸机相关性肺炎预防的相关知识和操作规程。

(3)相关医护人员应评估患者发生呼吸机相关性肺炎的危险因素,实施预防和控制呼吸机相关性肺炎的综合措施,包括落实抬高床头、口腔护理、呼吸管路的更换、评估是否可以撤机等相关措施。

(4)开展重症监护病房呼吸机相关性肺炎的目标性监测。

(5)定期(至少每季度)对目标监测资料进行分析、总结、反馈及持续质量改进。

(6)有感染预防与控制措施落实情况的检查、分析及反馈,使预防与控制有效。

2.血管导管相关血流感染

(1)医院应制订血管导管相关血流感染预防与控制相关管理制度和操作流程,并落实。

(2)相关医护人员应熟练掌握正确置管、维护和血管导管相关血流感染预防的相关知识和操作规程。

(3)相关医护人员应评估患者发生血管导管相关血流感染的危险因素,实施预防和控制血管导管相关血流感染的综合措施,包括落实无菌操作、手卫生、皮肤护理、血管导管的更换、保留导管必要性评估等相关措施。

(4)开展重症监护病房血管导管相关血流感染的目标性监测。

(5)目标监测资料有定期(至少每季度)分析、总结、反馈及持续质量改进。

(6)有感染预防与控制措施落实情况的检查、分析及反馈,预防与控制有效。

3.手术部位感染

(1)医院应制定手术部位感染预防与控制制度和操作流程,并落实。

(2)相关医护人员应熟练掌握无菌技术操作原则及换药流程等手术部位感染预防的有关知识和操作规程。

（3）相关医护人员应评估患者发生手术部位感染的危险因素，实施预防和控制手术部位感染的综合措施，包括落实无菌操作、手术部位皮肤准备、围术期抗菌药物的使用、血糖控制和术中保温等相关措施。

（4）开展感染高风险科室手术部位感染的目标性监测。

（5）目标性监测资料有定期（至少每季度）分析、总结、反馈及持续质量改进。

（6）对感染预防与控制措施落实情况进行检查、分析及反馈，确保预防与控制措施有效实施。

（三）多重耐药菌感染预防与控制措施

（1）针对多重耐药菌医院感染的监测、预防和控制等各个环节，结合实际工作，制订并落实多重耐药菌感染管理的规章制度和预防与控制措施。

（2）有落实预防与控制多重耐药菌（如耐甲氧西林金黄色葡萄球菌、耐碳青霉烯类鲍曼不动杆菌、耐碳青霉烯类肠杆菌科细菌、耐万古霉素肠球菌等）感染的有效措施，包括手卫生、隔离、无菌操作、环境清洁与消毒等。

（3）根据细菌耐药性监测情况，加强抗菌药物临床应用管理，落实抗菌药物的合理使用。

（4）医务人员知晓多重耐药菌感染预防与控制知识与技能。

（5）有多重耐药菌感染的监测与控制的检查、分析与反馈，多重耐药菌感染预防与控制有效。

（6）有多部门（临床科室、微生物实验室或检验部门、医院感染管理部门、医务部门、护理部门等）多重耐药菌感染预防与控制的合作机制，发生多重耐药菌感染暴发时能有效发挥作用。

（7）至少每季度向全院公布临床常见分离细菌菌株及其药敏情况，包括全院和重点部门多重耐药菌的检出变化情况和感染趋势等。

五、重点部门医院感染的预防与控制

（一）通用要求

（1）建立医院感染管理小组，明确职责并落实。

（2）根据本部门的特点制订适于本部门的医院感染管理制度并落实。

（3）建立落实标准预防的具体措施。

（4）配合医院感染管理部门开展医院感染的监测，并将监测结果用于临床医院感染的预防与控制。

（5）落实医院感染监测、手卫生、清洁、消毒、隔离、抗菌药物合理使用、医疗废物管理等的具体措施与流程。

（6）组织医院感染相关知识的培训，使医务人员知晓并掌握本部门、本岗位医院感染预防与控制知识与技能。

（7）医院感染管理小组定期（至少每季度）对医院感染预防与控制工作进行自查、总结分析，并持续进行质量改进。

（二）重症医学科

（1）重症医学科布局合理，病房配置设备设应施符合以下基本设备要求：①重症监护室应位于方便患者转运、检查和治疗的区域。②重症监护室整体布局应以洁污分开为原则，医疗区域、医疗辅助用房区域、污物处理区域等应相对独立。③床单元使用面积应≥15 m²，床间距应＞1 m。④重症监护室内应至少配备1个单间病室（房），使用面积应≥18 m²，应具备良好的通风、采光条件。⑤医疗区域内的温度应维持在 24 ℃±1.5 ℃，相对湿度应维持在30％～60％。⑥装饰应遵循不产尘、不积尘、耐腐蚀、防潮防霉、防静电、容易清洁和消毒的原则。⑦不应在室内摆放干花、鲜花或盆栽植物。

（2）有单独的隔离房间，隔离工作符合以下要求：①有符合医院特点的隔离工作制度，并落实。②医务人员知晓本岗位的隔离知识与技能。③医院的隔离工作应符合以下要求：在新建、改建与扩建时，建筑布局应符合医院卫生学要求，并应具备隔离预防的功能，区域划分应明确、标识清楚；隔离的实施应遵循标准预防和基于疾病传播途径的预防的原则；应加强患者的管理，包括隔离患者，严格执行探视制度；应采取有效措施，管理感染源、切断传播途径和保护易感人群；应加强医务人员隔离与防护知识的培训，为其提供合适、必要的防护用品,正确掌握常见耐药菌的传播途径,熟练掌握操作规程。④对重点部门隔离工作定期进行检查、总结分析与反馈,提出改进措施。

(3)重症监护室医务人员的手卫生符合以下要求:①卫生手消毒,监测的细菌菌落总数应≤10 cfu/cm²。②外科手消毒,监测的细菌菌落总数应≤5 cfu/cm²。

(4)重症医学科应建立适用于本科室预防呼吸机相关性肺炎、血管导管相关血流感染、导尿管相关尿路感染、多重耐药菌感染等的制度及措施。

(5)重症医学科应开展针对呼吸机相关性肺炎、血管导管相关血流感染、导尿管相关尿路感染的目标性监测,至少每季度进行监测资料的分析与讨论,感染预防与控制有效。

(6)重症医学科应及时了解其前5位的医院感染病原微生物名称及耐药情况,以便更合理地使用抗菌药物。

(三)新生儿病房及重症新生儿监护病房

(1)建筑布局符合医院感染预防与控制要求,做到洁污分区,功能流程合理,符合《新生儿病室建设与管理指南(试行)》的要求。

(2)建立新生儿暖箱、奶瓶、奶嘴清洁消毒制度及流程,并落实。

(3)建立新生儿暖箱、奶瓶、奶嘴消毒效果定期监测制度。

(4)有单独的符合要求的隔离房间。

(5)手卫生设施、用品及医务人员的手卫生应符合要求。

(6)重症新生儿监护病房应建立适用于本科室预防呼吸机相关性肺炎、血管导管相关血流感染等的制度及措施。

(7)重症新生儿监护病房应开展针对呼吸机相关性肺炎、血管导管相关血流感染等目标性监测,至少每季度进行监测资料的分析与讨论,保障感染预防与控制有效。

(8)重症新生儿监护病房的医务人员应了解其前五位的医院感染病原微生物名称及耐药情况,以便更合理地给患儿使用抗菌药物。

(四)感染性疾病科

(1)根据相关法规要求设置感染性疾病科,其建筑布局、医疗设备和设施基本符合医院感染预防与控制有关规范。

(2)感染性疾病科的设置要相对独立,做到布局合理、分区清楚,符合医院感染预防与控制要求。

(3)建立感染性疾病患者就诊流程规定并公示。

(4)感染性疾病科应建立完善的各项规章制度与流程、岗位职责,并落实。

(五)手术部(室)

(1)手术部(室)布局合理,分区明确,标识清楚,做到洁污区域分开。

(2)医务人员应知晓各工作区域功能及要求,并有效执行。

(3)建立本科室医疗设备、手术器械及物品的清洁、消毒、灭菌及存放规定。

(4)在手术部(室)内消毒的手术器械及物品,应符合以下要求:①进入人体无菌组织、器官、腔隙,或接触人体破损的皮肤和黏膜的诊疗器械、器具和物品应进行灭菌;②接触完整皮肤、黏膜的诊疗器械、器具和物品应进行消毒。

(5)手术部(室)工作区域,手术全部完毕后,应进行彻底清洁与消毒。

(6)连台手术之间,应及时对手术间进行清洁、消毒处理。

(六)血液透析中心(室)

(1)布局和流程应满足工作需要,符合医院感染预防与控制要求。

(2)有满足工作需要的设备及物品,如水处理、复用设备、职业防护物品等。

(3)定期对反渗机和供水管路进行消毒和冲洗,冲洗后检测消毒剂残留量,并保留消毒、冲洗及检测记录。

(4)建立透析液和透析用水质量监测制度与执行的流程。

(5)有完整的水质量监测记录,包括透析用水、透析液内毒素和细菌污染物的监测。

（6）针对透析器复用情况建立相应的管理制度和流程，要求符合国家相关规定。

（7）从事血液透析器复用的人员应是护理人员、技术员或经过培训的专门人员。

（七）内镜中心（室）

（1）布局合理，有符合医院感染预防与控制要求的清洗、消毒与储存空间。

（2）内镜及其配件的数量应满足患者诊疗工作的需要，并配备合适的清洗、消毒与灭菌设备。

（3）有内镜清洗、消毒、灭菌与无菌操作等制度并落实，有消毒灭菌效果的监测并记录。

（4）建立针对内镜诊疗特点的医院感染预防与控制知识培训，并记录，医务人员知晓相关内容。

（5）内镜清洗消毒的流程如图 6-3，应符合以下要求：①进入人体无菌组织、器官，或接触破损皮肤、破损黏膜的软式内镜及附件应进行灭菌；②与完整黏膜相接触，而不进入人体无菌组织、器官，也不接触破损皮肤、破损黏膜的软式内镜及附属物品、器具，应进行高水平消毒；③与完整皮肤接触而不与黏膜接触的用品宜进行低水平消毒或清洁。

（6）建立针对医院细菌感染预防措施包括内镜清洗与消毒工作进行自查、检查、总结分析及持续改进质量。

（八）临床检验科（实验室，含输血科）

（1）至少每季度分析常见细菌、药敏试验及细菌耐药性监测结果并反馈，包括全院和重点部门多重耐药菌的检出变化情况和耐药趋势等，为医院抗菌药物管理提供依据。

（2）建立关于临床标本采集、运送、交接、处理和保存过程等相应的生物安全制度与流程，组织医务人员进行安全制度与流程培训与考核，确保防护设施齐备、合理、完好，医务人员知晓防护设施放置地点并能正确操作防护设施。

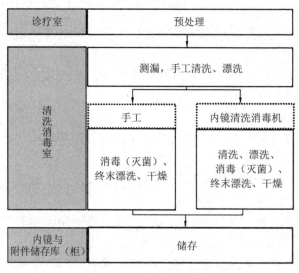

图 6-3　软式内镜清洗消毒流程

(3)建立标本溢洒处理流程,以及各种传染病职业暴露后的应急预案,建立发生生物安全事项的登记、上报制度。

(4)在适当的地方设置醒目的生物安全警示标识。

(5)建立本科室微生物菌种、毒株的管理规定与流程。

(6)样品消毒、收集、取用等有相应的过程记录。

(7)建立医疗废物的处理制度与流程,明确各流程责任人,确保措施落实。

(8)确保可以配合医院进行细菌感染流行病学病原微生物的检测。

(9)定期检查确保手卫生设施合格;建立针对不同情况的消毒措施并实施,定期检查各种消毒用品的有效性。

(10)定期对临床检验科医院细菌感染预防措施进行检查、分析、反馈和持续质量改进。

(九)医院消毒供应中心

(1)应采取集中管理的方式,对所有需要消毒或灭菌后重复使用的诊疗器械、器具和物品由消毒供应中心回收,集中清洗、消毒、灭菌和供应。

(2)消毒供应中心相对独立,周围环境清洁,无污染源。

(3)内部环境整洁,通风、采光良好,分区(辅助区域、工作区域等)明确并有间隔。

(4)医院消毒供应中心应有基本消毒灭菌设备、设施。

(5)污染物品由污到洁,不交叉、不逆流。洁污物品分别有专用通道。

(6)医务人员按规定进行清洗、消毒及灭菌操作技术。

(7)清洗、消毒与灭菌质量控制、监测应符合以下要求。①应专人负责质量监测工作。②应定期对医用清洗剂、消毒剂、清洗用水、医用润滑剂、包装材料等进行质量检查。③应进行监测材料卫生安全评价报告及有效期等的检查,检查结果应符合要求。④应遵循设备生产厂家的使用说明或指导手册对清洗消毒器、封口机、灭菌器定期进行预防性维护与保养、日常清洁和检查。⑤应按照以下要求进行设备的检测:清洗消毒器应遵循生产厂家的使用说明或指导手册进行检测;压力蒸汽灭菌器应每年对灭菌程序的温度、压力和时间进行检测;压力蒸汽灭菌器应定期对压力表和安全阀进行检测;干热灭菌器应每年用多点温度检测仪对灭菌器各层内、中、外各点的温度进行检测;低温灭菌器应每年定期遵循生产厂家的使用说明或指导手册进行检测;封口机应每年定期遵循生产厂家的使用说明或指导手册进行检测。

(8)消毒供应中心清洗、消毒与灭菌效果监测落实到位,并有原始记录与监测报告。

(9)消毒供应中心人员知晓相关制度、本岗位职责、操作技能与知识,并执行。

(10)消毒供应中心物流管理宜实行全程信息化管理。

(十)其他重点部门

应遵循国家相关法律、法规、标准和规范的要求。

六、医务人员职业暴露和感染的预防与控制

(1)医院应建立预防与控制医务人员职业暴露与感染的规章制

度,并落实到位。

(2)医务人员在诊疗工作中采取标准预防的原则和相应的措施。

(3)根据医务人员在工作时的感染风险程度建立分级防护制度,防护措施适宜。

(4)医务人员使用的防护用品符合国家有关标准,配置完整、充足并定期检查,便于医务人员获取和使用。

(5)建立医务人员发生医院感染的监测、报告制度与处理程序。

(6)医务人员应知晓本部门、本岗位职业暴露和防护的知识与技能。

(7)建立职业暴露的应急预案,处置流程明确。

(8)有职业暴露的完整登记、处置、随访等资料,并根据案例或阶段分析改进职业防护工作。

参考文献

[1] 王明贵.耐药革兰氏阴性菌感染诊疗手册[M].2版.北京:人民卫生出版社,2022.

[2] 周仲瑛.中医内科汇讲[M].北京:中国中医药出版社,2021.

[3] 刘晓明,郝园园,魏玉成,等.临床中西医结合治疗内科疾病[M].哈尔滨:黑龙江科学技术出版社,2022.

[4] 赵锡堂.中西医结合感悟与临床心得[M].北京:人民卫生出版社,2021.

[5] 李桂勇.实用中医理论与诊治[M].北京:科学技术文献出版社,2020.

[6] 张群.中医肺系疾病诊疗辑要与特色疗法[M].北京:科学技术文献出版社,2021.

[7] 李玉珍,李楠,肖怀秋.微生物学与免疫学[M].北京:化学工业出版社,2022.

[8] 王晓彦.内科常见病诊治指南[M].济南:山东大学出版社,2022.

[9] 高永翔,沈欣.中医药免疫学[M].北京:科学出版社,2022.

[10] 冯崇廉.临床中医特色专科诊疗[M].北京:科学技术文献出版社,2020.

[11] 柳光远.呼吸内科疾病诊断与治疗[M].北京:北京工业大学出版社,2020.

[12] 彭欣,张诏.中医外感热病经典方药[M].北京:中国中医药出版社,2021.

[13] 韩云,谢东平,杨小波.内科重症感染性疾病中西医结合诊治[M].北京:人民卫生出版社,2020.

[14] 王玉,蔡鸿彦.实用中西医结合肺病学[M].北京:中医古籍出版社,2020.

[15] 杨晓东.临床呼吸内科疾病诊疗新进展[M].开封:河南大学出版社,2020.

[16] 吕志兰.医院感染管理与急危重症护理[M].北京:中国纺织出版社,2021.

[17] 国家卫生健康委合理用药专家委员会.耐药革兰氏阳性菌感染诊疗手册[M].2版.北京:人民卫生出版社,2022.

[18] 吴限.国家级名中医李延验案选[M].北京:中国中医药出版社,2022.

[19] 黄国健,程革.中医单方应用大全[M].北京:中国医药科技出版社,2019.

[20] 许人.呼吸系统疾病病例分析[M].长春:吉林大学出版社,2020.

[21] 龙云铸,谭英征,李丹.新发呼吸感染病学[M].长沙:中南大学出版社,2022.

[22] 龚文容.临床免疫学[M].武汉:华中科技大学出版社,2020.

[23] 李建生,蔡永敏.中医经典肺病学[M].北京:科学出版社,2021.

[24] 时艳杰,张颖,赵玥,等.重症医学科多重耐药菌肺炎病原菌、中医证候分布及其与病情转归预后的关系分析[J].中华中医药学刊,2022,40(6):229-232.

[25] 贾丽阳,邓冬,卜建宏,等.中医药治疗耐药菌感染特色探析[J].中华中医药杂志,2021,36(7):3799-3802.

[26] 卢幼然,陈奕杉,徐霄龙,等.295例耐药菌感染患者中医临床特征回顾性分析[J].中医杂志,2022,63(19):1859-1864.

[27] 李艳军,王津.益气活血法治疗多重耐药菌感染脓毒症的临床研究[J].黑龙江医药,2022,35(4):760-762.